Rudolf Kaiser

Indianische Heilkunst

HERDER / SPEKTRUM

Band 4471

Das Buch

„Das Ganze der Natur ist in mir – und etwas von mir ist im Ganzen der Natur". Vor dem Hintergrund dieser Weltsicht entfaltet der Autor die Grundzüge eines anderen, weisheitlich-sensiblen Umgangs mit Krankheit. Dabei führt er sachkundug und differenzierend in die Realität traditionellen indianischen Heilens ein. Diese versteht den gesunden Menschen als Mikrokosmos einer harmonischen Schöpfung. Indianische Spiritualität geht von der Erfahrung der Ganzheitlichkeit aus: alle Lebewesen und Naturerscheinungen im Himmel und auf Erden sind miteinander verwoben. Einen kranken Körper ohne eine kranke Seele gibt es nicht. Mehr noch: Nicht nur der kranke Mensch leidet, sondern seine gesamte Umwelt, letztlich der gesamte Kosmos ist betroffen. Während bei uns das Mißtrauen gegen ein verkürztes und technisches Verständnis von Gesundheit und Heilung wächst, gewinnt die Medizin nordamerikanischer Indianer für viele Menschen die faszinierende Attraktivität einer Alternative. Das steigende Interesse an der Tradition indianischer Pflanzenheilkunde auch in unseren Labors, die Berichte über Schamanen und über die Ohrkerzen der Hopi-Indianer sprechen da für sich. Der Autor Rudolf Kaiser, der aus langjähriger Forschung und personlichen Begegnungen mit indianischen Heilzeremonien vertraut ist, stellt dem Leser auch mythische Heilungstexte und sakrale Bilder als Dokumente vor: Geheimnisvolle Gesänge und bildliche Darstellungen helfender Geistwesen, die zur Unterstützung bei Heilungszeremonien eingeladen und herbeigerufen werden.

Der Autor

Rudolf Kaiser, Dr. phil., Professor für Anglistik. Er beschäftigt sich seit Jahren mit den Indianerkulturen Nordamerikas. Zahlreiche Veröffentlichungen. Bei Herder/Spektrum u.a.: „Indianischer Sonnengesang. Die Weisheit der Erde in der Spiritualität nordamerikanischer Indianer" (Band 4143), „Indianische Kinder- und Wiegenlieder" (Band 4220).

Rudolf Kaiser

Indianische Heilkunst

Pflanzen, Rituale und Heilungsbilder nordamerikanischer Schamanen

Herder
Freiburg · Basel · Wien

Gedruckt auf umweltfreundlichem,
chlorfrei gebleichtem Papier

Originalausgabe

Herstellung: Freiburger Graphische Betriebe 1996
Umschlaggestaltung: Joseph Pölzelbauer
Umschlagmotiv: Sandgemälde „Vater Himmel und
Mutter Erde" aus einer Heilungszeremonie der Navajo-Indianer
ISBN: 3-451-04471-4

Inhalt

Für Nils und Finnja

Mein besonderer Dank gilt meiner Frau für geduldige Hilfe und Mitarbeit beim Diskutieren der zahlreichen Fragestellungen sowie für sorgfältiges und kritisches Lesen des Manuskripts und der Korrekturen.

Bei der Erstellung des Manuskripts waren Jane Rademacher und Elisabeth Steinort, Hildesheim, eine große und zuverlässige Hilfe. Auch ihnen gilt mein ausdrücklicher Dank.

Das Bild auf dem Umschlag des Buches zeigt ein Sandgemälde der Navajo-Indianer, wie es als Teil einer Heilungszeremonie vom Medizinmann angefertigt wird. Der Titel dieses Bildes ist „Vater Himmel und Mutter Erde". Nähere Erläuterungen dazu findet der Leser auf den Seiten 126–127.

Einführung

Der Begriff ‚Apparatemedizin' ist in den vergangenen Jahren geläufig geworden als eine negativ gemeinte Wortfügung für bestimmte Weisen der Behandlung von Krankheiten in unserer westlichen Kultur. Während frühere Generationen es dankbar begrüßten, wenn eine Maschine, eine Apparatur, eine technische Vorrichtung entwickelt wurde, die kranken Menschen Hilfe und Erleichterung versprach, zeigt sich heute im abwertenden Gebrauch dieses Begriffes, daß zahlreiche Menschen bei dieser „technischen Hochleistungsmedizin" etwas Wesentliches vermissen. Die negative Bedeutung des Begriffes scheint mittlerweile sogar auf den Begriff „Schulmedizin" überzugreifen.

Viele Menschen meinen, daß unsere Medizin von einem falschen Menschenbild ausgehe, das sich auf den französischen Denker René Descartes (1596–1650) zurückführen lasse. Descartes hatte im Zusammenhang mit der menschlichen Natur zwei für die abendländische Geistesgeschichte außerordentlich einflußreiche Prinzipien formuliert: Zum einen lehrte er, daß der Körper und die Seele zwei strikt voneinander getrennte Substanzen seien (res extensa – res cogitans); zum anderen vertrat er die Auffassung, daß der so von der Seele isolierte Körper nicht als Organismus, sondern als eine Maschine zu verstehen sei. Damit war einer mechanistischen Erklärung aller Lebensvorgänge Tür und Tor geöffnet.

Aus diesem cartesianischen Verständnis des Menschen

heraus (das letztlich auf einen antik-griechisch und biblisch gegründeten Dualismus zurückgreift) war es nicht länger möglich, den Menschen als leib-seelische Ganzheit zu verstehen. Ebenso abwegig erschien der in vielen Kulturen verbreitete Gedanke, daß menschliche Gesundheit vor allem im harmonischen Gleichgewicht zwischen Körper und Seele bestehe. Die sich entwickelnde wissenschaftliche Medizin verstand sich als für den Körper des Menschen zuständig – die ‚res extensa' des Descartes – und nur für diesen.

Dieses cartesianische Erbe der Trennung von Körper und Seele/Geist gilt für unsere Schulmedizin weitgehend bis zum heutigen Tage (obwohl Begriffe und Disziplinen wie Immunologie, Neurologie, Psychiatrie, Psychosomatik u. a. seinen Einfluß zu mindern beginnen und die leib-seelische Ganzheit des Menschen wiederzugewinnen trachten). Dementsprechend klagen Patienten, daß die Schulmedizin sich auf rein körperliche Symptome konzentriere und kein Auge für die möglicherweise im Psychischen liegenden Ursachen einer Krankheit habe.

Um so häufiger hört man positiv gemeinte Gegenbegriffe, etwa „alternative Medizin", „sanfte Medizin", „Komplementärmedizin" oder „Ganzheitsmedizin". Dementsprechend eingestellte Mitglieder der Heilberufe – z. B. Homöopathen und viele Heilpraktiker – haben Zulauf; chinesische Formen der Heilkunst, wie Akupunktur oder Akupressur, genießen hohe Anerkennung; und wesentlich häufiger als in früheren Jahrzehnten diskutiert man über Geistheiler, Kräuterfrauen oder Schamanen. – Offensichtlich handelt es sich bei allen diesen Heilungsformen um Weisen der Medizin, die sich von der geläufigen „Schul- und Apparate-Medizin" durch ihren stärker ganzheitlichen, Leib *und* Seele ansprechenden Ansatz deutlich unterscheiden.

„Indianische Medizin" wird in diesem Zusammenhang häufig als eine der Möglichkeiten alternativen Heilens genannt. Auch hierzulande hören und lesen wir von indianischen Medizinmännern und Medizinfrauen, von Schamanen/schamanistischen Heilpraktiken und von indianischen Heilungszeremonien.

Was hat es damit auf sich?
Wie sieht indianische Heilkunst heute aus?
Wie sah sie früher aus?
Worin unterscheidet sich indianische Medizin von der uns vertrauten „westlichen", wissenschaftlichen Medizin?

Ich will in diesem Buch versuchen, Antworten auf diese Fragen zu geben.

Dazu sind einige Vorbemerkungen erforderlich:

Meine persönlichen Erfahrungen mit indianischen Kulturen Nordamerikas habe ich im Südwesten der USA gesammelt, vor allem in den Staaten Arizona und New Mexico, wo sich heute noch die zahlreichsten und größten indianischen Reservationen befinden, so die der Hopi, der Pueblo, der Navajo, der Apachen, der Papago und anderer indianischer Völker.

Was die Medizin der Indianer angeht, so werde ich mich vor allem – aber keineswegs ausschließlich – auf die Navajo-Indianer beziehen, und dies aus folgenden Gründen:

– Die Navajo sind mit etwa 200000 Mitgliedern heute das größte indianische Volk in Nordamerika;

– die Navajo haben von den genannten Indianervölkern das diffizilste und am häufigsten praktizierte traditionelle Heilsystem;

– bei den Navajo habe ich als Beobachter an Teilen von Heilungszeremonien selbst teilgenommen und sowohl mit

Mitgliedern des Stammes als auch mit weißen Ethnologen zahlreiche Gespräche über diese Form tradierter Medizin geführt;

– das System der Navajo-Medizin ist von neueren amerikanischen Forschern relativ umfassend untersucht und in der Literatur dargestellt worden.

Gilt nun das, was wir über die Medizin der Navajo-Indianer wissen, auch für andere Indianervölker? Soweit bei anderen Stämmen noch überlieferte Heilungsformen praktiziert werden, wird man sagen können: Die konkreten Ausgestaltungen, Mittel, Wege, Formen, Rituale von Heilungszeremonien sind oft unterschiedlich – die weltanschaulichen und religiösen Hintergründe weisen jedoch zahlreiche Gemeinsamkeiten auf. Und um diese gemeinsamen Hintergründe geht es mir vor allem.

Eine weitere Vorbemerkung:

In allen Indianerreservationen Nordamerikas ist heutzutage die sogenannte ‚weiße' oder westliche Medizin, also unsere naturwissenschaftliche Medizin, gegenwärtig. Es gibt dort Krankenhäuser, Krankenstationen, Kliniken, Ärzte – auch Tierärzte. Um 1930 kamen alle Navajo-Kinder zu Hause zur Welt – um 1970 kamen alle Kinder im Krankenhaus zur Welt. Über diese „weiße" Medizin bei Indianern will ich hier nicht sprechen – ich bin kein Arzt.

Außerdem ist diese ‚weiße' Medizin in den Reservationen derjenigen, die wir aus eigener Erfahrung kennen, sehr ähnlich. Ich habe vor einigen Jahren an einer Führung durch ein neuerrichtetes Krankenhaus auf der Navajo-Reservation (im Ort Chinle) teilgenommen. Dieses Krankenhaus verfügt über all die Einrichtungen und Apparaturen, die wir von einem modernen Krankenhaus bei uns erwarten. Das Navajo-Krankenhaus besitzt aber darüber hinaus noch etwas anderes: Es gibt dort einen eigenen Raum, einen Hogan, in dem der Medizinmann (oder die Medizinfrau) Heilungszeremonien durchführen kann.

Thema dieses Buches ist die tradierte indianische Medizin: ihre Grundlagen, ihre Verfahren, ihre Ziele und ihre Hintergründe; darüber hinaus geht es um die Menschen, die diese Medizin praktizieren, also um Medizinmänner und -frauen, Schamanen und Schamaninnen, Heiler und Heilerinnen.

Wie ist das Verhältnis von „weißer" Medizin zu tradierter indianischer Medizin bei den Indianern Nordamerikas? Was tun Medizinmänner und -frauen, wenn ein Arzt ins Dorf kommt oder ein Krankenhaus in der Nähe gebaut wird? Packen sie ihre Sachen und gehen nach Hause, besiegt von einem stärkeren Konkurrenten, einer stärkeren ‚Medizin'? Und wie verhalten sich die Menschen, wenn sie krank werden? Gehen sie zum Arzt oder zum Medizinmann, zur Medizinfrau?

In etwas verkürzter Weise kann man sagen: Indianer denken traditionellerweise eher ergänzend als ausschließend, eher komplementär als disjunktiv – soll heißen: sie neigen im allgemeinen mehr zum „Sowohl-Als auch" und weniger zum „Entweder–Oder". Das gilt in jeder Beziehung und steht in deutlichem Gegensatz zu unserem abendländischen Denken seit Aristoteles. Er formulierte den Satz vom Ausgeschlossenen Dritten, nach welchem es zwischen dem „Ja" und dem „Nein" kein Drittes gibt („tertium non datur"). Seitdem gilt bei uns die Logik des „Entweder–Oder". Hier liegt eine entscheidende Ursache unseres abendländischen Dualismus.

Indianer denken im allgemeinen eher ganzheitlich. Auf unser Thema übertragen bedeutet das: Viele gehen ins Krankenhaus *und* zum traditionellen Heiler. Sie sehen diese beiden Weisen des Heilens nicht so sehr in Konkurrenz zueinander als vielmehr als einander gegenseitig ergänzend: Z. B. werden moderne allopathische Medikamente zur Symptombehandlung eingenommen; anschließend aber wird eine Heilungszeremonie durchgeführt, um „die eigentliche Ursache" der Krankheit, ein „Kräfteungleichgewicht", zu behandeln. Eine Studie über die Navajo aus dem Jahre 1981 zeigte, daß alle befragten Personen, auch die traditionellen Heiler selbst, gelegentlich die „weiße" Medizin in Anspruch genommen hatten. Die traditionelle Medizin war ebenfalls von den meisten Befragten benutzt worden – am wenigsten allerdings von den christianisierten Navajo, von den schulisch höher Gebildeten unter ihnen und von denen, die fern der Reservation aufgewachsen waren.

Mitunter ist es Sitte, erst den Medizinmann aufzusuchen und dann, wenn dieser nicht (mehr) helfen kann, einen Arzt zu konsultieren. Es gibt aber auch die umgekehrte Reihenfolge, wie wir im nächsten Kapitel sehen werden. – Medizinmänner und Medizinfrauen werden also nicht unbedingt arbeitslos und überflüssig, wenn ein Arzt oder ein Krankenhaus seine Dienste anbietet. Mitunter empfehlen „weiße" Ärzte ihren indianischen Patienten sogar, eine traditionelle Heilungszeremonie durchführen zu lassen – etwa zur psychischen, sozialen oder religiösen Stabilisierung bei einer schweren Krankheit oder nach einer schweren Operation. Umgekehrt schicken auch traditionelle Heiler oftmals einen Patienten zum Arzt, etwa bei einem Unfall oder einer Infektion.

Zugleich steht auch außer Frage, daß der insgesamt zu beobachtende Niedergang tradierter indianischer Heilungsformen mitverursacht ist durch den verstärkten Einfluß der „weißen" Medizin – wie insgesamt durch das Überstülpen der dominanten weißen Kultur über tradierte Formen indianischen Denkens. Und die weltanschaulichen Grundlagen beider Typen von Medizin sind so unterschiedlich, daß irgendwann die eine nicht mehr sinnvoll erscheint, wenn sich mit dem kulturellen Wandel die Basis der Weltdeutung bei den Menschen verändert hat.

Den bekannten Satz „Wenn die Ethnologen kommen, verlassen die Geister das Dorf" könnte man also abwandeln in „Wenn die naturwissenschaftlichen Mediziner kommen, verlassen irgendwann mit den Geistern und Göttern auch die Schamanen das Dorf".

Eine dritte Vorbemerkung:

Wir sprechen hier von Schamanen, Medizinmännern, Medizinfrauen oder Heilern, ohne zwischen diesen verschiedenen Begriffen genauer zu differenzieren. Ethnologen und Religionswissenschaftler verfahren in diesem Punkt häufig anders. So unterscheidet der rumänisch-amerikanische Religionswissenschaftler Mircea Eliade (gestorben 1986) vor allem zwischen Schamanen auf der einen Seite und Medizinmännern und Medizinfrauen auf der anderen. Beide wollen heilen, doch sie tun es zum Teil auf unterschiedlichen Wegen. Nur der Schamane unternimmt dabei – nach Eliade – aus eigener Initiative eine Reise zu den Geistern, nachdem er sich mit Hilfe seiner Trommel in Trance versetzt hat; nur der Schamane besucht diese Geister in ihrer eigenen Welt (also in einer nicht alltäglichen Realität) und erwirkt ihre Hilfe für die Diagnose oder die Heilung.

Medizinmänner und Medizinfrauen dagegen erfüllen – nach Eliade – mehr die Aufgaben und Rollen von Priestern: Sie arbeiten in der alltäglichen Realität mit Gebeten und Liturgien, und sie rufen die Geistwesen an. Sie unternehmen aber nicht von sich aus in einem veränderten Bewußtseinszustand – also in Ekstase oder Trance – Reisen zu diesen Geistwesen. Für Eliade ist deshalb wohl jeder Schamane eine Art Medizinmann, doch nicht jeder Medizinmann ein Schamane.

Diese Unterschiede – die von anderen US-amerikanischen Ethnologen ohnehin nicht in gleicher Weise gemacht werden – sind jedoch hier nicht von Belang und deshalb nicht unser Thema. Ich gebrauche also diese Begriffe – Schamane, Medizinmann, Heiler – unterschiedslos, soweit es sich um Formen, Weisen und Persönlichkeiten tradierter indianischer Heilkunst handelt.

Eine letzte Vorbemerkung:

Es gab und gibt bei Indianern Medizin*männer* und Medizin*frauen*. Letztere mußten allerdings in der Regel die Menopause erreicht haben, damit nicht ihre spezifische geschlechtliche Fortpflanzungskraft mit ihrer Heilkraft in Konflikt geriet. Wenn ich hier manchmal nur von Medizinmännern spreche, so nur deshalb, weil ich umständliche Doppelungen vermeiden möchte – und weil die Zahl der Medizinfrauen (mit Ausnahme der Diagnostiker bei den Navajo) geringer ist als die der Medizinmänner. Gemeint sind immer sowohl die männlichen wie die weiblichen Vertreter tradierter indianischer Heilberufe. Benennungen wie „Mediziner", „Arzt" oder „Doktor" verbieten sich jedoch wegen der Unterschiede zwischen indianischer und „weißer" Medizin. Andere Wortschöpfungen (etwa Medizinmenschen, Medizinpersonen) sind in der Literatur nicht gebräuchlich und auch wenig ansprechend.

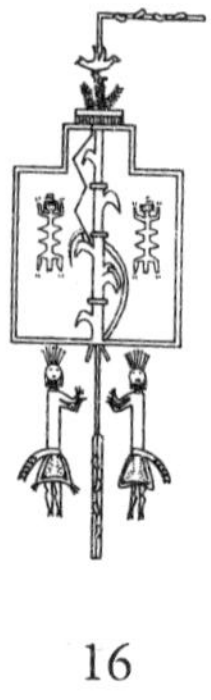

1. Begegnungen – Erfahrungen – Erlebnisse

Auf den folgenden Seiten möchte ich den Leser an Situationen und Erfahrungen teilhaben lassen, die mir zum Teil selbst begegnet sind; zum anderen Teil habe ich sie aus Gesprächen und aus Begegnungen mit Indianern oder Indianerforschern gewonnen. Einige von ihnen stammen aus der ethnologischen Literatur.

Bei all diesen Erlebnissen und Szenen handelt es sich natürlich nicht um zufällige Begegnungen, sondern um Vorgänge, die nach meiner Einschätzung charakteristisch und aufschlußreich für unser Thema sind; die also am konkreten Beispiel Einblicke in Grundlagen, Formen und Wirkungen indianischer Heilkunst ermöglichen.

Eine erste Begegnung:
Vor einigen Jahren besuchte ich im Rahmen einer Studienreise zu verschiedenen Indianerreservationen den Trading Post in Paraje auf der Laguna-Pueblo-Reservation im Staate New Mexico. Der Inhaber des Handelspostens war ein 1938 aus Deutschland ausgewanderter Jude. Ich hatte ihn schon bei einer früheren Reise kennengelernt und viele lange und wichtige Gespräche über Indianer mit ihm geführt.

Die Laguna-Reservation der Pueblo-Indianer ist nicht sehr weit von der Navajo-Reservation entfernt. So verkehren in diesem Trading Post nicht nur Pueblo-Indianer, sondern man begegnet dort häufig auch Indianern aus der

Navajo-Reservation. Mit einem Navajo-Mann mittleren Alters kam ich in ein intensives Gespräch: Er erzählte mir, daß er als Soldat am Vietnam-Krieg teilgenommen hatte. Nach seiner Rückkehr aus dem Krieg hatte er die grausigen Erfahrungen des Krieges nicht verarbeiten können. So war er jede Nacht von Alpträumen heimgesucht worden. Diese hatten sich mit der Zeit so gesteigert, daß er schließlich Angst vor dem Einschlafen hatte. Er hatte dann versucht, sich stets wachzuhalten – natürlich vergeblich. Jede Nacht waren die Bilder aus dem Dschungel erschienen, Todesangst hatte ihn überfallen, bis er endlich mit rasendem Herzklopfen und schweißdurchnäßt aufgewacht war.

Schließlich hatte er einen Medizinmann seines Volkes aufgesucht, um Heilung zu finden. Die Heilungszeremonie lag mehrere Jahre zurück, als er mir davon berichtete. Er hatte seither keine Alpträume mehr gehabt und konnte nun ruhig schlafen.

Hier eine Erfahrung, über die der amerikanische Schriftsteller Frank Waters berichtet. Er hat sich als Hobby-Ethnologe und als Schriftsteller einen Namen gemacht und sowohl Romane als auch populärwissenschaftliche ethnologische Werke über indianische Kulturen geschrieben. Vielen Lesern wird er als Verfasser des nicht unumstrittenen „Book of the Hopi" bekannt sein.

In einem Gespräch über indianische Kulturen sprach er von einem indianischen Freund: Dieser hatte einen Unfall gehabt und sich dabei ein Bein gebrochen; er war in das Krankenhaus der Reservation eingeliefert worden, die Ärzte hatten ihn operiert, und er war auf dem Wege der Besserung. – Da bat der Indianer einen Medizinmann, zu ihm ins Krankenhaus zu kommen und an ihm eine Heilungszeremonie durchzuführen. So geschah es.

Frank Waters fragte daraufhin seinen indianischen Freund: „Warum denn noch diese Zeremonie? Du warst doch längst auf dem Wege der Heilung!" Darauf antwortete der Indianer: „So ist es! Und für das gebrochene Bein bekomme ich hier im Krankenhaus die notwendige Pflege. Doch: Warum ist mir das passiert? Was stimmte nicht in der Relation zwischen mir und der Welt, daß ich so stürzte und mir das Bein brach? Oder was stimmte nicht in meiner Relation zu mir selbst? Krankheit und Unfall sind Zeichen, daß die Ganzheit von Körper, Geist und Seele gestört ist. Von diesen Dingen haben die weißen Ärzte hier im Krankenhaus jedoch keine Ahnung. Operation und Medikament heilen nur den betroffenen Körperteil. Ein Kranker muß aber als ganze Person geheilt werden.

Dafür ist der Medizinmann zuständig. Er kann das Gleichgewicht in meinem Inneren – und das zwischen mir und der Welt – beeinflussen und mir helfen, es wiederherzustellen. Er kann geistige Genesungshilfe bieten. Deshalb ließ ich ihn kommen. Jetzt ist alles gut. Jetzt sind Balance, Schönheit und Harmonie wiederhergestellt." – Mit den letzten Worten spielte dieser Indianer auf den Begriff ‚hózhó' an, der in der Weltanschauung der Navajo-Indianer von zentraler Bedeutung ist und der uns später noch beschäftigen wird.

Anfang der achtziger Jahre besuchte ich das Navajo-Kulturzentrum in der Stadt Albuquerque im Staate New Mexico. Ich wollte Gespräche führen und mich vor allem über Navajo-Medizin informieren. Schließlich wurde ich an einen jungen Mann verwiesen, der angeblich für dieses Thema zuständig war. Im Verlaufe unseres Gespräches, das von seiner Seite mit merklicher Distanz – fast abweisend – geführt wurde, fragte ich ihn auch, wie lange die

Ausbildung zum Medizinmann bei den Navajo dauere. Er reagierte prompt mit der Gegenfrage: „Wie lange dauert die Ausbildung zum Arzt bei Ihnen?" Ich nannte einen Zeitraum von acht bis zehn Jahren. Daraufhin er: „Nun, genauso lange dauert auch die Ausbildung zum Medizinmann bei uns."

Es war diesem Navajo offensichtlich wichtig, eine Gleichrangigkeit und Gleichwertigkeit – nicht aber eine Gleichartigkeit – zwischen indianischer und „weißer" Medizin herauszustellen. Tatsächlich dauert die Lehrzeit eines Medizinmannes bei den Navajo-Indianern viele Jahre. Das Programm ist außerordentlich umfangreich. Neben dem Erwerb anatomischen und pharmazeutischen Wissens gehört dazu vor allem das Auswendiglernen langer Gesänge und das Anfertigen von Sandgemälden. Dies alles bewältigt ein angehender Medizinmann in der Regel als Begleiter und Helfer eines älteren und ausgewiesenen heilkundigen Mannes (oder einer Frau). Darüber später mehr.

Ein bekannter amerikanischer Ethnologe (J.E.) berichtet über eine Hopi-Heilungszeremonie, der er sich mit seiner ganzen Familie im Jahre 1964 unterzog.

J. E. hat sich über mehrere Jahre mit den Kulturen der Hopi- und Navajo-Indianer beschäftigt, insbesondere auch mit ihren Heilungssystemen, und er hat selbst jahrelang auf Reservationen gelebt. In den Jahren 1963/64, als J. E. mit seiner Familie auf der Navajo-Reservation wohnte und für den Stamm arbeitete, gab es in seiner Familie innerhalb kurzer Zeit mehrere Unglücksfälle. Unter anderem erkrankte seine Frau, die selbst Indianerin ist (Hopi-Pueblo), an einer Gehirnhautentzündung. Diese Ereignisse veranlaßten ihre (indianischen) Angehörigen, den Hopi-Medizinmann Jay Kuwanheptiwa (aus Shungopovi, Hopi-Reservation) zu einer Heilungszeremonie zu bitten. Zum Zeitpunkt dieser Zeremonie war die Frau des J. E. gerade aus dem („weißen") Reservationskrankenhaus zurückgekehrt, da die Gehirnhautentzündung weitgehend abgeklungen war.

Später (1982) hat J. E. in einer Arbeit über Hopi-Schamanismus diese Zeremonie beschrieben. Hier sein Bericht:

Ich, meine Frau und unsere Kinder saßen Kuwanheptiwa gegenüber. Ohne weitere Vorbereitungen drückte Kuwanheptiwa eine schwarze Obsidian-Spitze gegen verschiedene Teile meines Körpers. Dann steckte er die Spitze in seine Tasche – eine gewöhnliche Damenhandtasche aus schwarzem Leder – und verkündete, daß unser Blut schlecht sei und daß er es zuerst herausholen werde. Dann brachte er die Spitze eines Projektils zum Vorschein, etwa 7,5 cm lang und aus milchig-weißem Quarz bestehend, mit einem leichten rosa Schimmer an der Spitze. Auch diese drückte er gegen verschiedene Teile meines Rumpfes. Als er dies tat, breitete sich die rosa Farbe aus und wurde intensiver, bis die ganze Klinge in einem tiefen, vollen Rosa leuchtete. Der gleiche Vorgang wurde bei meiner Frau wiederholt, die mir später sagte, daß auch sie gesehen habe, wie sich die Spitze des Projektils in ihrer Farbe von weiß zu rosa änderte. Kuwanheptiwa setzte sich dann zurück und verkündete, daß das schlechte Blut entfernt worden sei und daß er nun feststellen müsse, was die Ursache dessen sei.

Er wandte uns dann sein Profil zu, atmete tief ein und versetzte sich durch Hyperventilation in einen Trance-Zustand. Dabei gab es keine Unruhe.

Alles ging überlegt und ruhig vor sich. Er blieb in diesem Zustand nur eine Minute. Nachdem er sein Bewußtsein wiedererlangt hatte, verkündete er, daß er den Hexer gesehen habe, der ein Navajo sei. Diese Person habe mehrere Pfeilspitzen um unser Haus in Window Rock auf der Navajo-Reservation plaziert; er schlug vor, daß er diese beseitigen werde. Dadurch werde die Krankheit vertrieben, ohne daß er zugleich dem Hexer ein Leid zufüge. Sollte dieses Verfahren aber ohne Wirkung bleiben, so würde es für ihn nötig sein, das Böse auf den Hexer selbst zurückzuwenden und ihn dadurch zu töten. Da dieses Verfahren so gefährlich sei, werde er es lieber nur als letzten Ausweg benutzen.

Darauf wies Kuwanheptiwa eine unserer Verwandten an, mit einem Papiertuch neben ihm zu stehen, um damit die Pfeilspitzen aufzufangen, die er jetzt aus unserem Haus saugen werde. Wiederum versetzte er sich mit Hyperventilation in eine Trance. Nach wenigen Sekunden begann er, sich unter Krämpfen in das Tuch zu erbrechen, das ihm vorgehalten wurde. Von der Stelle aus, wo wir saßen, konnten wir es nicht sehen: Doch unsere Verwandte sagte uns, daß sie mit dem Tuch etwa fünf kleine schwarze Pfeilspitzen auffing, die sie dann an den westlichen Rand des Dorfes fortschaffte.

Der letzte Akt war dann die Vorbereitung eines medizinischen Tees, den jeder von uns trank, auch die Kinder. Wir bekamen dann einen Vorrat der Kräuter mit nach Hause und wurden angewiesen, mindestens vier Tage lang Tee daraus zu kochen und ihn häufig zu trinken.

Zu diesem Bericht des J. E. sind noch einige Erläuterungen notwendig:

Der Glaube an Hexen und Zauberer, die für Krankheiten verantwortlich sein können, ist bei Indianern weit verbreitet; ebenfalls die Auffassung, daß Zauberer das Unglück durch das Abschießen kleiner Pfeilspitzen in den menschlichen Körper (oder seine Umgebung) verursachen. Aufgabe des Medizinmannes ist es u. a., solche Unglücksbringer zu lokalisieren und durch einen Akt des Heraussaugens (sog. „sucking cure") zu beseitigen.

Die Heilungszeremonie fand in dem Dorf Moenkopi auf der Hopi-Reservation statt. J. E. wohnte damals aber mit seiner Familie in Window Rock, wohl mehr als hundert Kilometer entfernt vom Ort der Zeremonie. Daß der Medizinmann über diese Entfernung die krankmachenden Pfeilspitzen beseitigen konnte, ist durch das Gesetz der sog. sympathetischen Magie zu erklären. Diese Art von Magie ist auch über große Entfernungen hinweg wirksam.

Im Sommer 1993 hatte ich ein längeres Gespräch mit J. E. und seiner Frau über diese Heilungszeremonie. Dabei sagte seine Frau, ihr Mann habe damals für die Navajo gearbeitet. Eine Frau im Navajo-Stammesrat sei gegen ihn und seine Arbeit eingestellt gewesen und habe ihn von der Reservation vertreiben wollen. Deshalb habe diese Navajo-Frau planmäßig J. E.'s Frau – also sie selbst – verhext. Sie habe daraufhin eine Gehirnhautentzündung bekommen und diese im Krankenhaus kurieren lassen. Um aber auch den Zauber zu brechen, habe dann die Heilungszeremonie stattgefunden.

J. E. bestätigte diese Angaben seiner Frau und fügte hinzu: Die Navajo-Frau sei eine machtvolle („powerful") Persönlichkeit gewesen, die zwei Jahre lang versucht habe, ihn von der Reservation zu vertreiben. Er habe mit dieser Frau aber kaum zu tun gehabt und sie nur flüchtig gekannt.

Vor der Zeremonie habe er auch nicht an Verhexung gedacht. Als der Medizinmann dann gesagt habe, es gehe um eine Verhexung, die er lösen müsse, sei ihm plötzlich diese Navajo-Frau eingefallen. – Später, nach seiner Rückkehr zur Arbeit bei den Navajo, habe ihm ein Navajo-Mann gesagt, er habe lange Zeit gewußt, daß diese Navajo-Frau ihn verhext habe. Auf J. E.'s Frage, warum der Navajo ihm das nicht zu einem früheren Zeitpunkt gesagt habe, habe dieser geantwortet: „Ihr Weißen glaubt ja sowieso nicht an so etwas!"

J. E. meint, daß die Zeremonie im Falle seiner Familie wirksam gewesen ist: Die vielen Schwierigkeiten und Krankheiten in seiner Familie seien nach der Zeremonie beendet gewesen. Andererseits war er jedoch auch skeptisch und beurteilte meine Frage nach der generellen Wirksamkeit von indianischen Heilungszeremonien mit einem „Ich weiß es nicht!". Er fügte hinzu: „Man muß es auch nicht wissen – und man kann es nicht wissen."

Darüber später mehr.

Das folgende Beispiel einer Heilungszeremonie wird von dem indianischen Medizinmann Medicine Grizzlybear Lake berichtet (Native Healer, S. 187–189). Medicine Grizzlybear Lakes Frau litt an einer Erkrankung, die seiner Meinung nach durch die westliche, euro-amerikanische Kultur verursacht worden war. In solchen Fällen neigen indianische Medizinleute dazu, den Kranken der wissenschaftlichen Medizin und den weißen Ärzten zu überlassen. Dennoch kann und wird häufig der Medizinmann oder die Medizinfrau durch eigene Zeremonien dem Kranken kulturelle und spirituelle Unterstützung gewähren. So auch in diesem Fall.

Meine Frau mußte ins Krankenhaus wegen eines größeren chirurgischen Eingriffs, da sie dauernd Schmerzen im Leib hatte und einige kleinere Blutungen von Adhäsionen. Sie hatte Angst vor der Operation und sah in einem Traum, daß sie diese vielleicht nicht überleben würde. Deshalb baten wir Billy Mesa, einen Medizinmann, sie vor, während und nach der Operation zu behandeln, um den Heilungsprozeß zu beschleunigen. Entsprechend indianischer Sitte und indianischem Recht boten wir ihm kultur-spezifische Geschenke an und eine Geldgabe, um ihm so einen Ausgleich für seine Reisekosten und für seinen Zeitaufwand zu ermöglichen.
Wir erhielten auch vom weißen Chirurgen und seinem Team die Erlaubnis, im Krankenhauszimmer eine Heilungszeremonie durchzuführen. Dieses kann sehr schwierig sein, weil die meisten weißen Ärzte, Schwestern und das sonstige Krankenhauspersonal nichts von indianischer Religion, den Glaubensinhalten und Zeremonien verstehen. Dann gibt es da die Probleme mit den Krankenhausregeln, die Gefahr mit Sauerstoff, Sauberkeit, Ruhe; und manchmal ganz einfach Vorurteile gegen Indianer. So mußten wir viel unternehmen an Belehren, Informieren und Appellieren, um zu unserem Recht zu kommen.
Der Medizinmann machte dann vier Tabak-Gebinde aus vier verschiedenen Farben eines Tuches (weiß, rot, gelb und schwarz), welche die vier heiligen Richtungen des Universums repräsentieren. Darauf machte er aus dem Bett einen Altar, indem er die Gebetsgaben des Tabaks an seine vier Ecken band. Er verbrannte etwas Zedernholz in einer

kleinen Steinschale, um die Patientin und das Zimmer zu reinigen und auch, um sie und ihre Umgebung mit einer ‚schützenden' Medizin zu versehen. Das Zedernholz hält böse Geister fern, vielleicht die Seelen toter Menschen oder andere Geister, die möglicherweise in dem Krankenhaus gegenwärtig sind. Auch schützt es vor Verwünschungen und Gegnern. – Dann rauchte er seine heilige Pfeife und sprach zum Großen Schöpfer über die Probleme der Patientin. Er bat um spirituelle Hilfe, um sie von ihrer Angst zu befreien, und um Schutz während der Operation. Auch rief er seine eigenen geistigen Helfer herbei. Danach sang er einige Lieder der Kraft und benutzte heilige Quarzkristalle, um einen Schutzschild aus hohem spirituellem Licht um die Patientin und ihren Arzt zu bilden. Die Tabak-Gebinde und Kristalle durften mit der Patientin in den Operationssaal hinein. Während der Operation fuhr der Medizinmann fort zu beten, sowohl im Krankenhauszimmer als auch draußen im Hof. Er studierte die verschiedenen Zeichen und Signale. Einmal kam er ins Krankenzimmer und sagte, daß er ein böses Zeichen gesehen habe, einen kleinen Habicht. Deshalb meinte er, daß es bei der Operation Komplikationen gebe. So verstärkte er seine Gebete noch und zog die ganze Familie zu Gebet und Gesang heran. Alle Betroffenen wurden angehalten, ein Bild der Patientin vor ihrem geistigen Auge zu haben und starke heilende Energie und Schutzkraft auf sie zu konzentrieren.

Später erfuhren wir, daß die Patientin während der Operation Blutungen gehabt hatte und daß die Situation für eine gewisse Zeit ernst gewesen war. Doch die schnelle Reaktion und die Kompetenz des Operationsteams rettete die Patientin. Nach der Operation wurde die Patientin in ihr Zimmer gebracht, um zu ruhen und sich zu erholen. Während sie schlief, fuhr der Medizinmann fort, Gebete und Gesänge über sie zu sprechen. Er verbrannte Duftgras als eine Gabe an seine geistigen Helfer und benutzte einen Fächer aus Adlerfedern, um ihre Aura von negativer Energie zu reinigen. Er gebrauchte Wasser und die heilende Kraft seiner Hände, um so Geist, Leib und Seele der Patientin zu behandeln (es ist so ähnlich wie ein „Auflegen der Hände"). Mehrere Tage lang blieb er bei der Patientin, ging nur zum Ausruhen gelegentlich in unser Haus.

Als die Patientin nach Hause entlassen wurde, hatte der Medizinmann vorher schon die Umgebung des Hauses spirituell vorbereitet. Das Haus war gründlich mit Salbei und Zeder geräuchert worden, um es zu reinigen und zu beschützen. Bestimmte Gegenstände, die Macht besitzen – wie Federn eines Falken, Tabak-Gebinde, Tierfelle und andere Insignien – waren sehr überlegt verteilt worden. Symbolisch und spirituell wurden diese Kräfte benutzt für die weitere Heilung. Schließlich vollzog der Medizinmann noch eine heilige Schwitzhütten-Zeremonie, an der auch die Familie und die Freunde teilnahmen, um die Heilung zum Abschluß zu bringen.

Abschließend noch eine persönliche Erfahrung, die sich ganz unerwartet im Frühsommer 1993 auf den Navajo- und Hopi-Reservationen ergab:

Ende Mai des Jahres, als meine Frau und ich gerade dabei waren, auf die genannten Reservationen zu fahren, ging durch alle amerikanischen Zeitungen, Fernseh- und Radiosendungen die Nachricht, daß auf dem Reservationsgebiet eine geheimnisvolle und sehr gefährliche Krankheit ausgebrochen sei. Sie erhielt schnell den Namen „Navajo Illness". Gegen diese Benennung setzten sich die Navajo zur Wehr, da keineswegs nur Mitglieder des Navajo-Stammes betroffen waren. Daraufhin sprach man dann von „Mystery Illness", weil niemand wußte, um was für eine Krankheit es sich handelte; oder man sprach von der „Four Corners Illness", weil die Krankheit hauptsächlich in der sogenannten „Four Corners Area" auftrat, also in dem Gebiet, in dem die vier amerikanischen Staaten Arizona, Neu-Mexiko, Colorado und Utah einen gemeinsamen Berührungspunkt haben. Die Nachricht von dieser geheimnisvollen Erkrankung ist auch durch deutsche und andere europäische Zeitungen gegangen.

Was war passiert?

Zumeist junge und völlig gesunde Menschen bekamen plötzlich grippeähnliche Symptome, hohes Fieber und Muskelschmerzen. Dann bildete sich Flüssigkeit in der Lunge, es stellten sich Atembeschwerden ein und von einem Tag zum anderen – manchmal innerhalb von Stunden – starben die meisten der Erkrankten.

Wir waren natürlich sehr verunsichert und fragten uns, ob es unter diesen Verhältnissen sinnvoll sei, auf die Reservationen zu fahren. Nach einigen Tagen des Abwartens (und des Auswertens aller erreichbaren Informationen) stellten wir fest, daß die Zahl der Erkrankungen nicht sehr hoch war: ca. 45, davon ca. 25 Todesfälle. So faßten wir uns ein Herz und fuhren zur Navajo- und zur Hopi-Reservation; wir trafen dort amerikanische Freunde, mit denen wir uns verabredet hatten, und besprachen mit ihnen Maßnahmen, die einer möglichen Erkrankung vorbeugen sollten:

Keine befreundeten Hopi oder Navajo zu Hause besuchen; Menschenansammlungen meiden; nichts Rohes essen. Am schmerzhaftesten war das Vermeiden von Menschenansammlungen; denn es bedeutete, daß wir uns die hochreligiösen und überaus eindrucksvollen Maskentänze der Hopi nicht anschauen durften. Wir haben es trotzdem einmal gewagt – und waren vom Eindruck der Heiligkeit dieses Tanzes (wieder) außerordentlich tief bewegt.

Die Zahl der Besucher in den Reservationen war im Vergleich zu früheren Jahren verschwindend gering. Navajo-Frauen, die selbst hergestellten Schmuck verkauften (und von dem Erlös, wie sie sagten, ihre Kinder ernährten), waren den Tränen nahe, weil wir die ersten und wohl einzigen Besucher an diesem Tage waren. Eine von ihnen fragte mich, ob ich Amerikaner sei, und als ich verneinte, fuhr sie fort: „Unsere Leute glauben nicht, daß es sich um eine von Ratten und Mäusen übertragene Krankheit handelt [das war zu dem Zeitpunkt die ‚offizielle' Vermutung]. Unsere Alten sagen, wir haben stets mit Ratten und Mäusen zusammengelebt. Die haben uns nie Krankheiten gebracht. Wir glauben eher, daß es wieder so ist wie bei General Custer, bei Kit Carson und bei Wounded Knee: Wir Indianer sollen ausgerottet werden." – Als ich einwarf, daß es heute in Nordamerika doch keine solche Ausrottung von Indianern mehr gebe, erwiderte sie: „Die Zeit geht wie ein Rad im Kreise – es kehrt immer alles wieder." – Ich sagte der Frau, daß ich ihre Ansicht aus der indianischen Erfahrung der vergangenen 150 Jahre verstehen könne, daß ich sie aber dennoch nicht für zutreffend hielte.

Wichtig und interessant an dieser Äußerung der Navajo-Frau ist nicht so sehr die Frage, ob sie recht hatte – wohl sicherlich nicht – sondern die sich plötzlich wieder einmal aufdrängende Erfahrung, wieviel von den Verletzungen aus der Vergangenheit (und Gegenwart) in indianischen Seelen schlummert, und wie durch eine plötzliche Gefahr die Narben aufbrechen und wirre Befürchtungen und Ängste aus den Tiefen der Seele freisetzen können.

Tatsächlich war auch die „weiße" Medizin lange Zeit unsicher, was die Ursache dieser Erkrankung war. Inzwischen scheint gesichert zu sein, daß es sich um eine Form des Hanta-Virus handelte, das sich in den Ausscheidungen von Nagetieren findet, das aber bisher in Amerika noch nicht in todbringender Weise aufgetreten war. Der Name dieses Virus stammt von dem Fluß Hantaan, der zwischen Nord- und Südkorea verläuft. Denn die ersten Infektionen mit diesem bis dahin unbekannten Virus wurden während des Korea-Krieges (1950–1953) registriert. Damals erkrankten etwa 3000 amerikanische und koreanische Soldaten an einem bis dahin unbekannten Krankheitsbild mit Fieber, Blutungen und Schock. 300 von ihnen starben. Erst 1976 konnte der Erreger dieser Erkrankung isoliert werden; er wurde zunächst Hantaan-Virus getauft und ist heute als Hanta-Virus bekannt.

Inzwischen hat man diese Viren auch in anderen Teilen der Welt gefunden, so im östlichen Rußland und in Südeuropa. Sie werden mit dem Speichel, dem Urin und dem Kot von Nagetieren, vor allem Mäusen, ausgeschieden und können dann, wenn diese Ausscheidungen eingetrocknet sind, zusammen mit Staub aufgewirbelt und auf den Menschen übertragen werden. Eine Übertragung von Mensch zu Mensch konnte dagegen bisher nicht nachgewiesen werden. Heute unterscheidet man verschiedene Stämme von Hanta-Viren, die zum Teil auch in Deutschland aufzutreten scheinen, denn Ärzte fanden hierzulande in Blutproben Antikörper gegen diese Viren. Von einer ersten Hanta-Infektion in Deutschland wurde 1986 berichtet. Für das Jahr 1994 wurde in Deutschland von 200 Erkrankungen durch das Hanta-Virus gesprochen.

Glücklicherweise verlaufen die meisten Infektionen harmlos; oft werden sie von den Betroffenen gar nicht bemerkt. Doch wie bei den Navajo-Indianern erkranken auch anderswo vor allem Menschen zwischen 20 und 40 Jahren. Wenn die Infektion nicht unbemerkt verläuft, äußert sie sich in der Regel in hohem, plötzlichem Fieber mit Schüttelfrost, Lichtempfindlichkeit, Kreuzschmerzen, Bauchschmerzen, Atembeschwerden und Beeinträchtigung der Nierenfunktion. Doch die Zahl der Todesfälle liegt unter 1 Prozent.

Nicht zuletzt deshalb waren amerikanische Forscher so überrascht, als im Mai 1993 auf den Navajo- und Hopi-Reservationen im Südwesten der USA Erkrankungen dieser Art in 60 bis 70 Prozent der Fälle tödlich verliefen. Dabei waren vor allem die Lungen betroffen, die sich mit Wasser füllten, was zusammen mit Fieberschüben bei vielen Erkrankten zu einem akuten Atemnot-Syndrom und dann zum schnellen Tod führte. Inzwischen weiß man, daß der Verursacher dieser Erkrankung eine besonders aggressive Variante des Hanta-Virus war, der man den Namen Muerto-Canyon-Virus gegeben hat. Die in Amerika verbreitete Weißfußmaus scheint das Wirtstier dieses für den Menschen so gefährlichen Virus zu sein, das im Frühsommer 1993 diese Häufung von Krankheitsfällen vornehmlich auf der Navajo-Reservation in Arizona auslöste. Das Virus soll sich aber innerhalb eines Jahres in nicht weniger als zwölf US-Bundesstaaten ausgebreitet haben. Ein Medikament dagegen gibt es nach ärztlicher Auskunft bisher nicht. Allerdings werden in jüngster Zeit aus den USA erste Impferfolge (durch Anregung des Immunsystems) gegen das Virus gemeldet. Es gilt als eines der vielen neuentdeckten (und z. T. sehr gefährlichen) Viren, denen die Schulmedizin bislang noch ziemlich hilflos gegenübersteht.

In unserem Zusammenhang ist die Frage interessant, wie die Navajo-Stammesverwaltung und die Medizinleute der Navajo auf diese Situation reagierten. Der Stammesratsvorsitzende Peterson Zah rief damals zu einem Wochenende des Gebetes („Weekend of Prayers") auf. Er fügte hinzu: „Wir möchten soviel Aufmerksamkeit wie möglich auf das konzentrieren, was als nächstes geschehen muß: die Heilung unseres Volkes, insbesondere der Familien und Gemeinden der Opfer." (Arizona Daily Sun, 5. Juni 1993, S. 4)

Dann rief Peterson Zah eine Konferenz von Ärzten und Medizinmännern und -frauen zusammen und erklärte vor dieser Versammlung: „Krebs und Aids machen deutlich, daß die moderne (weiße, westliche) Medizin ihre Grenzen hat." (The Arizona Republic, 3. Juni 1993, S. A4) Aus diesem Grund habe er außer den Ärzten auch die Medizinmänner zusammengerufen, die er ebenfalls um ihre Hilfe bitte. Die Krankheit müsse auf beiden Wegen angegangen werden, dem Weg der „weißen" Medizin und dem Weg der indianischen Medizin.

Navajo-Medizinmänner erklärten daraufhin, sie wüßten, was die Ursache der Epidemie sei: die Gewalt, die der Mensch dem Planeten Erde antue. Eine unbekannte Krankheit sei den Navajo seit Beginn der Welt prophezeit, wenn die Menschen nicht mehr im Gleichgewicht mit der Schöpfung lebten. Der Medizinmann Donald Jackson nannte die Krankheit eine „Erd-Krankheit" („an Earth Sickness") und fuhr fort:

> *Junge Navajo sind zu weit von der Navajo-Lebensform abgewichen – darum werden sie krank. Menschen, die noch der alten Lebensform folgen, sind nicht betroffen. (S. A4)*

Der Medizinmann Ernest Becenty (62) sagte bei der gleichen Gelegenheit:

> *Es gibt ein Loch am Himmel, und böse Dinge strömen dadurch herein ... Es ist, wie wenn die Welt ein Loch in ihrem Dach hat, das wir verursacht haben. Man kann es die Ozonschicht nennen; Satelliten, Raketen, Düsenflugzeuge, Umweltgifte, Krieg – man kann sagen, daß alle diese Dinge verantwortlich sind. (S. 1) – Unsere alten Menschen aßen wirklichen Mais von der Mutter Erde ... Doch heute erzählt der weiße Mann unseren jungen Leuten: Bereite dein Steak zarter zu! Er gibt uns künstliche Süßstoffe. Er bringt unsere jungen Leute dazu, sich an „fast food" zu laben, wo doch jeder weiß, daß diese nicht so von unserer Erde kommt. Und dann bringt er uns noch das Fernsehen –* seine *Form der spirituellen Kommunikation ... Ich bitte darum, daß diese Krankheit ein Ende findet. (S. A4)*

Der Navajo Wilson Aronilth sagte, die Krankheit sei ein Weckruf an die jungen Navajo, für Mutter Erde und die überlieferten Traditionen zu sorgen.

Schließlich wünschte der Medizinmann Dan Richardson den weißen Medizinern viel Erfolg bei ihrer Suche nach den Ursachen der Krankheit und fügte hinzu:

> *Sie meinen es gut, denn der weiße Mann muß immer eine logische Erklärung für alles haben. Das ist seine Art. Deshalb ist seine Gesellschaft so neurotisch. – Wir glauben, daß manchmal in diesem Leben eine Krankheit als Antwort/Bestrafung (punishment) kommt. So etwas kann man einfach nicht identifizieren. Erdbeben, Springfluten sind*

> *natürliche Katastrophen – ebenso wie diese Krankheit. Alles dieses sind Warnungen der Erde, ein rechtes Leben zu führen (to do right). (S. A4)*

Danach hielten die Medizinmänner eine Navajo-Segenszeremonie („Blessing Way") ab, „um die Ursachen der Disharmonie zu identifizieren, die über die Navajo gekommen ist" – „um die Ängste zu besänftigen, indem spirituelle Harmonie in der Gegend wiederhergestellt wird". (S. A6)

Die Durchführung der Segenszeremonie rief aber wiederum den Widerstand der „weißen" Gesundheitsämter hervor, denn dabei werde Staub vom Boden aufgewirbelt, und der sei wahrscheinlich gerade Träger der Viren, die die Krankheit auslösten.

Der Unterschied zwischen „weißer" und indianischer Medizin ist hier deutlich erkennbar: Die indianische Medizin spricht von spiritueller, psychischer, sozialer und kosmischer Disharmonie – die wissenschaftliche Medizin spricht von aufgewirbelten Viren!

Ich habe über dieses Beispiel indianischer Auseinandersetzung mit Gesundheit und Krankheit ausführlicher berichtet, weil ich es selbst erlebt habe, es an Ort und Stelle verfolgen konnte, und weil es den unterschiedlichen Zugang „weißer" und indianischer Medizin an einem konkreten Beispiel aus unseren Tagen deutlich werden läßt. Dabei wird vor allem klar, daß es der indianischen Medizin nicht darum geht, Symptome und spezifische medizinische Einzelursachen (in unserem Sinne) ausfindig zu machen. Vielmehr neigt sie dazu, umfassendere psychologische, soziologische, ökologische und spirituell-religiöse Zusammenhänge als Gründe für eine Krankheit anzunehmen, immer das Ganze in den Blick zu nehmen, die umfassenderen Bedingungen des Einzelfalles einzubeziehen (und dazu gehört heute auch immer die Gefährdung des ökologischen Gleichgewichts).

Das letzte „Ganze" ist aber grundsätzlich nicht durch Einzelwissenschaften, sondern immer nur philosophisch oder religiös (nicht theologisch!) anzugehen. Das wird auch an den auf das Ganze hin orientierten Äußerungen indianischer Medizinmänner deutlich. So wird klar, weshalb diese indianische „Ganzheitsmedizin" so stark im Religiösen verankert ist, ja, weitgehend mit der Religion identisch ist. Und es wird deutlich, daß das Ziel allen *Heilens* das *Heil* in einem umfassenden Sinne ist – daß die (sprachlich so offensichtliche) Verbindung zwischen diesen beiden Begriffen (Heil/heil – heilen) noch gesehen wird.

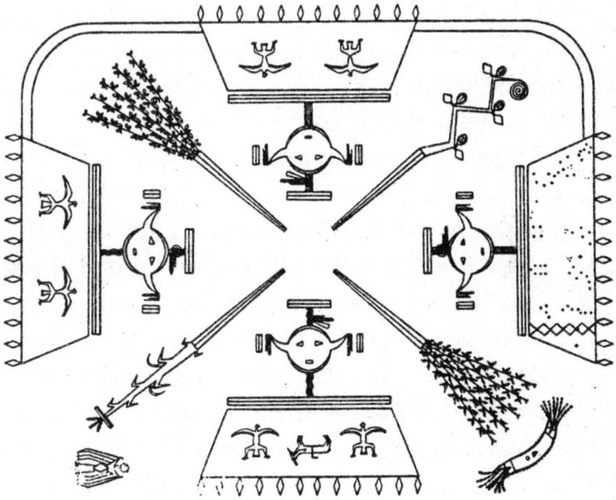

2. Schamanen, Medizinmänner und Medizinfrauen

Der typische nordamerikanische Schamane empfing übernatürliche Kraft von einem oder mehreren geistigen Helfern während einer Visionserfahrung; und er bewirkte Heilungen, indem er im Zustand der Trance mit diesen übernatürlichen Wesen in Verbindung trat ...

(Jerry Levy 1992, S. 127)

Wirklicher Schamanismus bedeutet immer eine wirkliche Kommunikation mit wirklichen Geistwesen ... [und] Zugang zu den Geistwesen setzt einen Wechsel der Bewußtseinsebene voraus.

(William S. Lyon, S. 42)

Im folgenden soll genauer vorgestellt werden, wer die Personen sind, die bei Heilungszeremonien eine zentrale Rolle spielen, also die Schamanen, die Medizinfrauen oder Medizinmänner. Sie sind im indianischen Verständnis – wie wir gehört haben – nicht nur Mediziner in unserem Sinne, die sich um das körperliche Wohlergehen der ihnen anvertrauten Patienten kümmern. Da dieses körperliche Befinden für Indianer immer mit psychischen, sozialen, kosmischen und religiösen Faktoren verbunden ist, ist der Medizinmann notwendigerweise derjenige, der Kenntnisse über alle diese Bezüge erworben hat und darum oftmals auch politischer Führer ist; der als Lehrer für die Traditionen des eigenen Volkes in Erscheinung tritt, sich als Psychotherapeut hervortut oder in priesterlicher Funktion tätig wird. Das Bemühen, Mensch und Welt als Ganzheit, als ineinander verflochtenes Gefüge zu sehen, wird hierbei deutlich.

Schamanen sind der Idee nach Personen, die die Gabe tiefer Einsicht in die Bedingungen des menschlichen Lebens besitzen und denen zugleich eine Weisheit bezüglich des Reiches der Geistwesen zuteil geworden ist. Alle Dinge in der Natur, sichtbare und unsichtbare (Tiere, Pflanzen, Wolken, Winde, Gestirne ...), gelten als mögliche Quellen spiritueller Kraft, mit deren Hilfe und in deren Auftrag Schamanen arbeiten. Um dies zu bewerkstelligen, können sie nach eigenem Wollen ihren Bewußtseinszustand verändern, ausdehnen, vertiefen. Im Zustand der Trance, einer tiefen Hypnose vergleichbar, erweitern sie ihr Wahrnehmungsvermögen und dringen in Bewußtseinsräume vor, die dem Normalbewußtsein unzugänglich sind. Das bedeutet zugleich, daß die oft erwähnten „Reisen" von Schamanen nicht eine Bewegung durch den dreidimensionalen Raum darstellen, sondern eher eine Bewegung „nach innen", zu den verborgenen spirituellen Dimensionen der Dinge, wo Entfernungen verschwinden und Unterschiede, wie wir sie kennen, in einer Ganzheit aufgehoben sind. (Die Nähe zur mystischen Erfahrung in denjenigen Kulturen, die sich aus biblischer Tradition herleiten, ist unübersehbar.)

Die Berufungen für solche zentralen Aufgaben erfolgen bei den verschiedenen Stämmen sehr unterschiedlich. Oft ist eine Krise, etwa eine schwere Krankheit im Kindes- oder Jugendalter, die fast zum Tode (also zu Todesnähe-Erfahrungen) geführt hat, ein Anlaß, bei diesem jungen Menschen eine besondere Berufung zu erkennen. Der gedankliche Zusammenhang läßt sich folgendermaßen beschreiben: Dieser Mensch hat heilende Kräfte erfahren, sonst hätte er nicht überlebt. Nun kann er diese Kräfte (vielleicht) auch bei Krankheiten anderer Menschen wirksam werden lassen. Wer selbst krank oder verwundet war, kann anderen Kranken und Verwundeten besser helfen. Daher findet sich in der Literatur für solche Schamanen auch die Bezeichnung „the wounded healer" = „der verwundete Heiler". –

Auch Visionssuche („vision quest") und Visionserfahrungen in einem veränderten Bewußtseinszustand konnten als Berufung verstanden werden: Während einer in Einsamkeit und Fasten verbrachten Zeit wurde manchem jungen Menschen im Traum eine Vision zuteil, die seinem Leben eine eindeutige Orientierung gab (vgl. Kapitel 10). Der Medizinmann Medicine Grizzlybear Lake berichtet von einem solchen Traum:

> *Ich hatte einen Traum, daß ich hoch auf einem Berggipfel sei und eine Vision suchte. Da flog ein Adler zu mir hernieder und besuchte mich. Er sagte: ‚Möchtest Du fliegen lernen? Möchtest Du so weit in die Ferne schauen können, wie ich es kann? Ich will meine Kraft zum Heilen mit Dir teilen. Steig nur auf für einen Flug.' In meinem Traum sah ich mich dann auf den Rücken eines riesigen Adlers klettern. Wir flogen über Täler, Felder, Farmen und Berge; höher und höher ging es, in den Himmel hinein. Ich war so glücklich und entspannt, es war eine außerordentlich friedvolle Erfahrung. Ich hatte ein Gefühl von Freiheit, das ich kaum erklären kann. – Seit jener Zeit habe ich diesen Traum als eine Art von Streß-Abbau und auch bei der Heilung anderer Menschen benutzt. Immer wenn ich mich verspannt und unter großem Streß fühle, dann schließe ich einfach meine Augen für eine kurze Zeit, mache meine Atemübungen, ... und erlebe den Traum noch einmal. Manchmal sehe ich dabei sogar, wie ich mich selbst in den Adler verwandle, der durch den Himmel fliegt, und ich fühle dann, wie der Wind durch meine Fe-*

dern streift. Nach einigen Augenblicken dieser Art von Meditation ist mein ganzer Streß fort. Ich bin völlig entspannt. (S. 39f.)

Außer solchen Visionen wurden auch ungewöhnliche Verhaltensweisen, auffallende Erlebnisse, eine Behinderung (z. B. Epilepsie oder Schizophrenie, die sog. „heiligen Krankheiten"), mitunter als Berufungsleiden verstanden und konnten jemanden zum Schamanen/Medizinmann prädestinieren. Einseitiges Zittern einer Hand oder eines Armes galt/gilt bei den Navajo als ein Zeichen dafür, daß dieser Mensch von einem übernatürlichen Geistwesen bewohnt ist, das ihm die Gabe der Diagnose und Vorhersage verleiht. Solche Leute gelten deshalb als berufene Diagnose-Spezialisten. Dementsprechend werden Diagnostiker unter den Medizinleuten (der Navajo) als „hand trembler" („die mit der Zitterhand/Schüttelhand") und die Diagnose selbst als „hand trembling" bezeichnet.

Nur durch großen Schmerz, durch Leid, Krankheit und sogar Tod gewinnen wir Zugang zu der anderen (spirituellen) Form der Wirklichkeit. In dieser anderen Welt findet man Wissen, Erfahrung, Fähigkeit und die Kraft, den Menschen zu helfen. (Medicine Grizzlybear Lake, S. 17)

Schließlich war auch die Fortführung der Familientradition manchmal eine hinreichende Begründung für die Berufung zum Heiler. Dieses galt/gilt wiederum vor allem für die Diagnostiker unter den Navajo (zumeist Frauen): Die Befähigung hierzu blieb manchmal über viele Generationen in einer Familie. Die Ehemänner dieser Diagnostikerinnen waren/sind zudem oftmals Therapeuten, also die eigentlichen „Zeremonialisten". Es gab/gibt ein offensichtliches Bemühen, zeremonielles Wissen in der Familie zu halten. Etwa die Hälfte der Navajo-Heiler lernte ihr „Handwerk" von nahen Verwandten.

Doch ist Berufung in der Regel nicht alles. Auch ein langes Studium (besser: eine Lehre) ist Voraussetzung für die Tätigkeit des Heilers. Wir haben früher gesehen, daß die Navajo Wert darauf legen, die Dauer der Ausbildung ihrer Medizinleute durchaus mit der Dauer eines Medizinstudiums in unserer Kultur zu vergleichen. Tatsächlich kann die Lehre bis zu acht Jahre dauern. (Der Aufwand,der erforderlich ist, um die Gesänge, Gebete, Mythen, Sandbilder, rituellen Handlungen etc. von ein oder zwei Heilungszeremonien zu erlernen, ist durchaus vergleichbar mit dem Aufwand, den es kostet, um einen akademischen Grad zu erwerben.)

Aber die Lehrzeit eines indianischen Heilers ist sehr verschieden von dem Studium eines Arztes bei uns: Der angehende Medizinmann begleitet einen erfahrenen Meister und Lehrer (Mentor) bei der Arbeit und lernt so sein „Handwerk". Dazu gehören sehr lange Gesänge („Chants") und Gebete, die Wort für Wort auswendig gelernt werden müssen (für die Zeremonie „Night Chant" hat man z. B. nicht weniger als 324 Gesänge gezählt). Auch die exakte Anfertigung verschiedener Sandgemälde ist Teil der Ausbildung der Medizinleute bei den Navajo: Ein „Sänger" (auf Navajo „hataalii") darf erst dann selbständig praktizieren, wenn er wenigstens eine Zeremonie fehlerlos beherrscht. Kein Medizinmann kann alle Zeremonien, („Chants" oder „Ways"), beherrschen. In der Regel beschränkt seine Kenntnis sich auf ein oder zwei vollständige Zeremonien und noch einige andere in Kurzform. Es gibt also auch bei ihnen „Spezialisten", die je nach vorliegender Krankheit und gefordertem Ritual tätig werden.

Wir können außerdem feststellen, daß Schamanen und Medizinmänner und -frauen oftmals zweifellos gute Anatomen waren/sind, die sich in den Zusammenhängen des menschlichen Körpers auskennen, den Knochenbau und die Organe des Menschen verstehen und die darum manche Leiden fachmännisch lindern können: Wunden reinigen, Knochenbrüche richten u. a. Kalifornische Indianer fühlten den Puls, indem sie Daumen und Zeigefinger auf die Seiten der Nasenwurzel oder auf die Schläfen legten. Indianersprachen hatten Worte für die meisten inneren Organe des Menschen. Bei offenen blutenden Wunden wurde mit „sauberen" Spinnweben die Blutung gestillt und die Wunde versorgt. Es gab unter indianischen Medizinmännern mitunter gute Chirurgen; tiefe Wunden wurden mit Sehnen von Tieren zugenäht; man fand bei untersuchten Totenschädeln selbst Indizien für Schädeloperationen. – Auch waren oftmals Formen der physikalischen Therapie Teil einer Heilungszeremonie: Massagen, Schwitzbäder, Aderlaß oder auch das Vergraben des Körpers in heißer Erde, die man vorher durch ein Feuer angewärmt hatte.

Darüber hinaus waren/sind Medizinleute sehr häufig gute Apotheker. (Bei den Navajo bilden diese sog. „Herbalisten" eine eigene niedere Gruppe von Heilern.) Sie wußten um die Heilkräfte vieler Pflanzen, sammelten diese Pflanzen an ausgewählten Orten und stellten selbst Arzneien her. Wir wissen, daß indianische Mediziner Hunderte von Heilpflanzen kennen/kannten und die Kräfte dieser Pflanzen bei bestimmten Leiden sehr geschickt einzusetzen verstanden/verstehen. Dazu gehör(t)en Kontrazeptiva, Anästhetika und Vitamin C. Das bei uns auch heute noch beliebte Mittel zur Stärkung der Abwehrkräfte, Echinacea, geht auf indianische Erfahrungen zurück. Dieses Destillat aus dem Roten Sonnenhut war eines der verbreitetsten indianischen Heilmittel überhaupt. Mit der Wurzel der Pflanze, die eine betäubende Wirkung hat, rieben sich Indianer ein, um gegen Schmerzen unempfindlich zu sein. Gegen Zahnschmerzen wurden die getrockneten Blätter gekaut, gegen Kopfschmerzen der Rauch der getrockneten und angezündeten Pflanze eingeatmet. – Zahlreiche andere Beispiele lassen sich nennen; einige sind aufgelistet in Kapitel 8. Selbst die Spanier nach Kolumbus gaben zu, daß Indianer überlegene und überragende Kenntnisse von den Wirkungen der Pflanzen besaßen und schickten Ärzte über den Atlantik, um diese Dinge zu studieren. Die Kenntnis der Heilwirkungen von Pflanzen war (und ist zum Teil noch) eine der wichtigsten Voraussetzungen für Heilungen bei indianischen Schamanen und Medizinleuten.

Dabei muß allerdings wiederholt werden, daß der Schwerpunkt der Heilung nicht auf der Symptombehandlung durch Arzneien liegt/lag, sondern auf der Behandlung der Ursachen, die in der körperlichen, psychischen, sozialen und religiösen Gesamtverfassung des Kranken gesehen werden/wurden und zu denen auch Verletzungen von Tabus und Verhexungen gehören. – So kommen wir zur Betrachtung des Medizinmannes als eines Psychologen. Schamanen sind gelegentlich nicht nur als die ersten Heiler, Magier, Künstler und Mythenerzähler, sondern auch als die ersten Psychotherapeuten der Menschheitsgeschichte bezeichnet worden. Was man bei uns heute als psychosomatische Krankheitsbilder beschreibt (diese relativ neuen Versuche, den Leib-Seele-Dualismus zu überwinden und die daraus erwachsenden Wissenschaften Psychologie einerseits und Biologie/Anatomie/Medizin andererseits zu verbinden zugunsten eines ganzheitlichen, Körper *und* Seele umfassenden Menschenbildes), ist im traditionellen indianischen Heilwesen wohl stets selbstverständlich und gegenwärtig gewesen. Menschen in traditionellen Kulturen sind sich der Wirkungen psychischer Kräfte sehr bewußt (gewesen) – während wir Euro-Amerikaner mehr daran interessiert waren, uns die materielle Umwelt, die Erde, „untertan zu machen".

Damit hatten Indianer die psychogenen Ursachen von Krankheit (und Gesundheit) viel stärker im Blick als unsere Medizin es vermochte. Aus diesem Grund haben indianische Heilungszeremonien vor allem auch bei der Behandlung von psychosomatischen Krankheitsbildern Erfolg. Es handelt sich bei den Ritualen in einem erheblichen Maße um Psychotherapie, verbunden mit suggestiven (durch Trance oder Ekstase geprägte) Heilmethoden. (Ein junger Mann, der vom Medizinmann Rolling Thunder wegen eines verletzten Beines einer Heilungszeremonie unterzogen wurde, sagte anschließend, er sei von dem Ritual tief beeindruckt, weil er es noch nie erlebt habe, daß jemand ihm so viel Aufmerksamkeit habe zukommen lassen.)

Inzwischen ist es für uns keine Frage mehr, daß solche Therapien auch organische Leiden lindern, vielleicht sogar heilen können und daß die so vermittelten Haltungen von Trost, Mut, Fürsorge und Geborgenheit vor allem das Immunsystem des Körpers stärken und seine inneren Heilungskräfte mobilisieren können.

An dieser Stelle bietet es sich an, über den sogenannten Placebo-Effekt zu sprechen. Es dürfte unstrittig sein, daß bei traditionellen indianischen Heilungen dieser Wirkmechanismus, von dem auch in unserer Medizin heute viel gesprochen wird, mit im Spiel ist. Das würde also bedeuten, daß bei den Behandlungen eines Kranken durch den Medizinmann auch der Glaube, das Vertrauen, die Erwartung des Patienten eine Rolle spielen – und zwar über die chirurgischen, medikamentösen oder psychotherapeutischen Wirkungen hinaus.

Dabei geht es nicht nur um den Glauben des Patienten an die Wirksamkeit etwa eines (Schein-) Medikamentes, das kraft einer Autosuggestion ohne pharmakologische Inhaltsstoffe heilende Wirkungen ausübt. In diesem Sinne wird in unserer westlichen Medizin in der Regel vom Placebo-Effekt gesprochen. Darüber hinaus geht es bei diesem Begriff aber insgesamt um die Erwartungshaltung des Patienten, um die Kraft seiner Hoffnung auf Heilung, um sein Bewußtsein, seine Wahrnehmung und sein Vertrauen in die Kunst des Arztes oder Heilers. Wie wichtig – ja entscheidend – diese positive subjektive Einstellung des Patienten bei der Heilung sein kann, verrät das Wort eines Navajo-Heilers: „Wenn der Patient mir wirklich vertraut, dann wird er geheilt. Wenn er mir nicht vertraut, dann ist das sein Problem."

Damit wird der psychisch-personalen Haltung des Kranken ein entscheidendes Gewicht für den (Miß-)Erfolg einer Heilung zuerkannt. Der Patient ist mitverantwortlich; er ist nicht nur Objekt, sondern selbst auch Subjekt des Heilungsvorganges. Eine Heilung zeugt nicht nur von der Kunst des Arztes, sondern auch von der des Patienten.

Es wäre nun wohl völlig falsch, in diesem Zusammenhang von Einbildung, Scharlatanerie, Hokuspokus oder hypnotischen Effekten zu sprechen. Vielmehr handelt es sich bei den zitierten Worten des Navajo-Medizinmannes offensichtlich um einen Appell an die Selbstheilungskräfte des Patienten, damit so die körpereigenen helfenden Regulatoren in Gang gebracht, stimuliert oder verstärkt werden können. Nicht (so sehr) der Heiler vertreibt mit seinen Mitteln die Krankheit aus dem Körper des Patienten. Der Patient selbst hat in sich (in seinem Immunsystem, seiner Widerstandskraft, seinen Selbstheilungskräften) einen „inneren Arzt". Er muß es nur erst erfahren und sich dessen bewußt werden. Dabei hilft ihm der Heiler. So arbeiten sie beide, einander unterstützend, auf das gemeinsame Ziel hin. Der Kranke ist nicht nur Betroffener eines Vorganges, der vom Arzt organisiert wird. Vielmehr ist er selbst sehr wohl auch Handelnder, Träger, Mitverantwortlicher dieses Geschehens.

Daß bei dieser „Mitarbeit“ des Patienten im Rahmen der Placebo-Medizin nachweisbare Wirkungen zustandekommen, zeigen Laboruntersuchungen hierzulande. In ihnen wurden etwa solche Inhaltsstoffe, die vermeintlich – nicht aber in Wirklichkeit – durch ein Placebo-Medikament zugeführt wurden, nachher tatsächlich im Blut des Patienten in erhöhter Konzentration nachgewiesen. Offensichtlich hatten die Selbstheilungskräfte des Körpers diesen Wirkstoff – im Vertrauen auf das helfende Medikament – vermehrt selbst gebildet. Deshalb gehen auch medizinische Anthropologen davon aus, daß wenigstens ein Drittel aller Menschen auf pharmakologische Placebos reagiert; andere meinen, daß bei den verschiedensten Heilmethoden – also auch in unserer wissenschaftlichen Medizin – möglicherweise bis zu fünfzig Prozent der Linderung oder der Heilwirkung auf den Placebo-Effekt zurückzuführen sind. Das hieße: Wer an das glaubt, was der Arzt/Heiler tut, der ist schon halb geheilt!

Dies wird um so mehr gelten, wenn das Vertrauen des Patienten nicht nur einem Medikament gilt, sondern der Kunst des Arztes, seiner Kraft und Ausstrahlung, seinem Können und seiner Persönlichkeit. Wenn Jesus im Neuen Testament zu einem Geheilten sagt, „Dein Glaube hat dich gesund gemacht“, so meint er wohl dasselbe: Nicht ich habe dich geheilt, du selbst hast es getan; dein Vertrauen in meine Kraft und in die Sinnhaftigkeit des gesamten Lebenszusammenhanges hat dich geheilt.

In diesem Sinne gehört der Placebo-Effekt in den großen Zusammenhang einer positiven, vertrauensvollen, zuversichtlichen Einstellung zum Leben. Eine solche Einstellung ist aber immer schon von Ärzten – und nicht nur von ihnen – als eine wichtige Voraussetzung oder Hilfe zur

Heilung angesehen worden. In diesem Zusammenhang ist es auch keine Frage, daß menschliche Zuwendung, ein Auflegen der Hände, Segnen, Beten oder Ähnliches Heilwirkungen auslösen oder verstärken kann. Wer den Willen hat, gesund zu werden, wer an seine Genesung glaubt, wer eine zuversichtliche und zukunftsorientierte Grundhaltung besitzt, der mobilisiert leichter die Selbstheilungskräfte seines Immun- und Hormonsystems. (Deshalb kann die Cherokee-Indianerin Carol Locust sagen, es sei schwierig, den Unterschied zwischen Heilen und Beten zu markieren.)

Das Negativbild des Placebo-Effektes in unserer Alltagsmedizin ist also sicherlich sehr unberechtigt. Denn dieser Effekt existiert gewollt oder ungewollt immer und überall, wo Menschen miteinander umgehen: in ihrer Erwartungshaltung, in ihrer persönlichen Interaktion, in ihrer Grundhaltung von Hoffnung (oder Hoffnungslosigkeit). Es ist also wichtig, diesem Placebo-Effekt gerade in der Interaktion von Patient und Heiler seinen wichtigen Platz zuzugestehen.

Der gute Medizinmann ist aber nicht nur ein Anatom, ein Pharmazeut und ein Psychologe, sondern auch ein Soziologe/Sozialarbeiter. Er weiß um den Einfluß des sozialen Umfeldes auf die Gesundheit des einzelnen. Das zeigt sich symptomatisch darin, daß bei den Navajo nicht nur der Patient an der Heilungszeremonie teilnimmt, sondern immer die ganze Familie, oft auch Teile des Dorfes, des Clans, der Verwandtschaft. So erfährt sich der Kranke plötzlich als Mittelpunkt eines großen sozialen Gefüges und Aufwandes; er erfährt, was seine Verwandten für ihn zu tun bereit sind und wie wichtig er ihnen ist. Und die Familie, der der Kranke vielleicht schon auf die Nerven gegangen ist, sieht seine Krankheit in einem anderen Licht, weil sie erfährt, wie auch andere Menschen sich um ihn bemühen. Wenn diese Menschen nach der Heilungszeremonie nach Hause gehen, dann besteht dort auch sozial für sie nicht mehr die gleiche Situation wie vorher. Patient und Familie wissen mehr als zuvor umeinander und voneinander. Auch ihre Beziehung zueinander, die Gemeinschaftssolidarität, ist der Heilungszeremonie ausgesetzt gewesen, ist verändert worden, ist vielleicht heiler, besser geworden.

Aus diesem ganzheitlichen Zugang des Medizinmannes, der nicht nur den Leib, sondern auch die Seele und die sozialen Beziehungen des Patienten beachtet, ergibt sich in vielen Fällen eine vertiefte Diagnosemöglichkeit und Diagnoseerfahrung. Intuitiv erkennt mancher Medizinmann die Ursachen körperlicher Leiden vielleicht im Psychischen oder Sozialen. Und seine Therapie setzt in all diesen Bereichen zugleich an.

Indianer sagen deshalb gern: Weiße Medizin heilt die Krankheit – indianische Medizin heilt den Kranken.

Oder sie sagen: Weiße Medizin heilt die Symptome – indianische Medizin heilt die Ursachen.

Nun kann man sicher feststellen: All dies hat der richtige „Familiendoktor" bei uns doch auch immer geleistet. Der sah auch nicht isoliert den erkrankten Teil des Körpers, sondern den ganzen Menschen; kannte seine psychische Gestimmtheit und sein soziales Umfeld, kannte oft die Familie eines Patienten durch Generationen und wußte neben der physikalischen Therapie und den Medikamenten auch die Psychotherapie und Soziotherapie zu handhaben. Er besaß also den ganzheitlichen Zugang, der erst mit dem Ersatz des „Familiendoktors" durch den Spezialisten, den (Krankenhaus-)Mediziner verlorengegangen ist.

Doch es kam und kommt beim Schamanen und Medizinmann eine Dimension hinzu, die auch unser „Familiendoktor" in der Regel nicht besaß: die spirituelle, die kosmische, die religiöse Dimension. Es ist die Beziehung zu den geistigen Wesenheiten, zu den Kräften, Mächten und Energien, die in allen Dingen stecken; zu den geistigen Strukturen der Welt, die der Schamane und der Medizinmann in seine Heilungen einbringt. Die Angehörigen der schamanistischen Kulturen sind überzeugt, daß alle Wirklichkeit lebendig, geistgeprägt und zugleich vollständig miteinander vernetzt ist: Pflanzen und Tiere ebenso wie Menschen und Gestirne. Der Schamane ist nun derjenige, der mit Bäumen, Tieren, Steinen sprechen kann – genauer: mit deren spirituellen Strukturen, – und der sie (vor allem seine persönlichen „spirit-helpers", diese animalischen Kraftquellen in seiner Seele) zu Hilfe holen kann. So trägt er dazu bei, Leiden zu lindern, Harmonie und Solidarität im Universum zu bewahren, die Kräfte des Kosmos im Gleichgewicht zu halten. Religiöse und medizinische Praktiken sind für ihn identisch. „Curing is sacred. It is our religion." – Gerade bei den Navajo stellt das Heilsystem den Kern der traditionellen Religion dar.

Deshalb füllt der Schamane – wie gesagt – nach unserem Verständnis zugleich viele verschiedene Rollen aus: Er ist Arzt, Psychotherapeut, Sozialarbeiter, Lehrer, Apotheker, Priester – und manchmal noch politischer Führer. Er ist gewissermaßen der Stützpfeiler der kulturellen Identität der Stammesgemeinschaft. (Und natürlich haben Medizinmann und Medizinfrau auch einen „normalen" Beruf: Sie sind Farmer oder Hausfrau, heute vielleicht auch Automechaniker oder Verwaltungsangestellte.)

Das Anfertigen von Sandgemälden bei den Navajo (vgl. Kapitel 9) und das Rezitieren von Gebeten oder Gesängen über einen Mythos der Vergangenheit oder den Zustand des kosmischen Gleichgewichts am Anfang der Welt (vgl. Anhang) gehört in den Zusammenhang der spirituellen Dimension. In diesem Zusammenhang ist auch der folgende Text aus einer Heilungszeremonie der Navajo zu sehen, den der Patient dem Medizinmann nachspricht:

Ich bin das Kind meiner Mutter.
Ich bin das Kind meines Vaters.
Ich bin das Kind meiner Familie.
Ich bin das Kind der Mutter Erde.
Ich bin das Kind des Vaters Himmel.
Ich bin das Kind des Kosmos.
Ich bin das Kind des ganzen Universums.

So soll der Patient wieder in die jeweiligen sozialen und kosmischen Bezüge, die gestört sind, eingefügt werden – es soll wiederhergestellt werden, was bei den Navajo ‚hózhó' heißt und was der amerikanische Etnologe Gary Witherspoon so übersetzt: ‚Hózhó' drückt aus – das intellektuelle Konzept der Ordnung, den emotionalen Zustand des Glücks, den moralischen Begriff des Guten, den biologischen Zustand der Gesundheit und des Wohlbefindens sowie die ästhetische Dimension der Balance, Harmonie und Schönheit. (Vgl. Kapitel 6)

Der Begriff ‚hózhó' umschreibt also das Zentrum religiösen Denkens und Handelns, er benennt gewissermaßen „das existentielle Grundwertegerüst" (Wolfgang Lindig) der Navajo. In bezug auf Heilung bedeutet ‚hózhó' also: Die Störung des Gleichgewichtes zwischen Leib, Seele, menschlicher Gemeinschaft und Kosmos soll rückgängig gemacht, der heile Urzustand wiederhergestellt werden. Heilen ist somit im Grunde die Wiedergewinnung des idealen, von göttlichen Wesen geschaffenen Urzustandes der ausgeglichenen Balance. Das Ziel des Heilens ist das Heil.

Innenansicht eines Sioux-Medizinmannes

Es gibt indianische Medizinmänner, die über ihr eigenes Leben, ihre Berufung, ihre Sicht der Welt und ihr Verständnis ihres eigenen Tuns und Wirkens gesprochen haben. Einer von ihnen ist der inzwischen verstorbene Sioux-Indianer Lame Deer. Der Österreich-Amerikaner Richard Erdoes hat die Worte Lame Deers aufgeschrieben und in dem Buch „Lame Deer – Seeker of Visions" veröffentlicht. Ich folge hier einigen Gedanken aus dem 9. Kapitel dieses Buches (S. 154 ff.).

Lame Deer bezeichnet sich selbst als „vicása wakan", ein Wort, das man als „heiliger Mann" übersetzen könnte, das aber von uns in der Regel als „Medizinmann" wiedergegeben wird. Von einem solchen „holy man" sagt Lame Deer:

> *Er möchte bei sich sein, fern von der Menge, fern von den Dingen des Alltags. Er liebt es, die Erde unter seinen Füßen zu fühlen, den großen flammenden Himmel über sich zu erleben und dann zu meditieren. Indem er seine Augen schließt, sieht er vieles sehr klar. Er liebt die Stille, die ihm von vielen Dingen erzählt. Er liebt Orte, wo das Summen von Insekten das einzige Geräusch ist. Er spricht zu den Pflanzen, und sie antworten ihm. Er horcht auf die Stimmen der Tiere. Er ist eins mit ihnen. Von allen lebenden Wesen auf der Erde empfängt er – und allen gibt er.*

Lame Deer warnt uns aber davor, einen solchen ‚holy man' als einen besonders guten Menschen zu betrachten: Weiße Menschen bezahlen einen Prediger oder einen Priester, damit er sich besonders gut verhält, vor allem in der Öffentlichkeit. Doch niemand bezahlt einen indianischen Medizinmann dafür, daß er sich moralisch untadelig aufführt.

Er handelt einfach nach seinem inneren Gesetz. Er hat die Freiheit eines Baumes oder eines Vogels. Medizinmann zu sein bedeutet, einen bestimmten Bewußtseinsstand zu besitzen, die Erde in bestimmter Weise zu verstehen, ein Empfinden für den Sinn aller Dinge zu haben. Es bedeutet nicht, feine Kleider zu tragen und ein respektables Leben zu führen. Lame Deer bekennt selbst, daß er betrunken gewesen sei, daß er geflucht habe, daß er schmutzige Witze erzählt habe, daß er im Gefängnis gesessen habe, daß er der Verlockung mancher Frau nachgegeben habe. Doch er ist auf der Höhe des Berges gewesen und hat dort seine Vision erhalten, durch die er seine besondere Kraft bekommen hat. Und diese Vision verläßt ihn nie, auch nicht in den Niederungen des Alltags, „auch nicht, während ich bei einer Frau bin – gerade dann nicht."

Ein Medizinmann sei Lame Deer, weil er in einem Traum, in einer Vision, dazu berufen wurde: Medizinmann zu sein kann man nicht erben. Zwar gibt es Familien, in denen das Können und die Kraft des Heilens von einer Generation zur nächsten weitergegeben wurden. Doch man kann Medizinmänner nicht züchten wie Pferde! Ein alter Medizinmann versucht manchmal, sein Wissen und seine Kraft an seinen Sohn weiterzugeben. Da ist so etwas wie eine elektrische Leitung von einer Generation zur nächsten, und manchmal funktioniert es. Aber wenn kein „Saft" in der Leitung ist, wenn kein Benzin im Tank ist – mit anderen Worten: wenn keine Vision Kraft und Wissen vermittelt – dann nutzt es nichts. Der Ruf der Geistwesen und ihr Angebot der Hilfe ist die entscheidende Voraussetzung für einen Medizinmann.

Doch dann weist Lame Deer auch darauf hin, daß die (heute allgemein übliche) Schulerziehung indianischer Kinder ein Hindernis auf dem Weg zum Medizinmann ist: „Eine weiße Schule besuchen *und* den Weg des Medizinmannes gehen – das geht nicht beides." (S. 161) – Lame Deer spricht von seinem Respekt für Religionen; nur müßten sie ihrem Ursprung treu bleiben. So sei Jesus kein blonder Mensch gewesen, als der er immer auf Bildern begegne. Vielmehr sei er ein Jude gewesen, habe also dunkles Haar und dunkle Haut gehabt – wie ein Indianer. Und bestimmt sei er ein guter Medizinmann gewesen, denn er habe die Kraft des Heilens besessen.

Darauf berichtet Lame Deer, wie es vor allem die Geistwesen von Tieren, von Bär, Elch, Büffel, Schlange und anderen Tieren sind, die einem Medizinmann die Kraft des Heilens verleihen. Und er erzählt die Geschichte von Black Moon, der in einer Vision seine Heilkraft von einer Schlange erhielt und der deshalb alle Schlangen als seine Freunde bezeichnete. Als er zu einem Kranken gerufen wurde, der zweimal von einer Klapperschlange gebissen worden war,

> *nahm er einen spitzen Stock, der gespalten war wie die Zunge einer Schlange. Dann spannte er eine Münze in die Gabelung, knüpfte ein Band aus Darm fest um Bein und Stock und ließ den Stock heftig auf die große Ader (des Patienten) schnappen. (S. 166)*

Mit dem Blut rann eine grünliche Masse aus der Wunde, und nach wenigen Tagen war der Patient wieder völlig gesund.

Nach Lame Deers Auffassung sollte ein Medizinmann niemals eine Frau zu heilen versuchen, während sie ihre Periode hat. Der Grund ist, daß die Frau während dieser Zeit eine besondere Kraft besitzt und daß diese Kraft mit der Kraft des Medizinmannes kollidieren und sie so wirkungslos machen kann. Diese besondere Kraft von Frauen reicht sogar so weit, daß Lame Deer sie grundsätzlich von Heilungszeremonien ausschließen möchte, um nicht die Wirksamkeit seiner eigenen Kräfte zu gefährden. (Ich selbst habe einen Bericht des Autors Richard Erdoes darüber gehört, wie strikt Lame Deer dieses Verbot der Anwesenheit menstruierender Frauen bei seinen Zeremonien durchzuführen versuchte.)

Schließlich spricht Lame Deer über die Psychologie der Weißen, über Gruppentherapie, Gruppendynamik und Rollenspiel. „Nun, ich muß euch sagen, daß wir Indianer über diese Dinge lange wußten, bevor ihr sie entdecktet." (S. 173) Die Sioux-Zeremonien hätten immer mit einer Art indianischer „Gruppentherapie" geendet; ein Clown habe immer seine Träume in der Öffentlichkeit ausgespielt, auch dann, wenn es peinlich gewesen sei. „Mindestens hat es ihn keine 35 Dollar pro Stunde gekostet." (S. 173)

Es entspreche auch indianischer Psychologie, daß ein Medizinmann sich bei Zeremonien nicht besonders kleide, sondern in seinem gewöhnlichen Anzug agiere. Das sei ein Ausdruck der Bescheidenheit und Demut angesichts der Gegenwart der Geistwesen. Es zähle nicht die Verkleidung und Verpackung, sondern das, was innendrin sei, was unterhalb der Kleider und der Haut sei. Wichtig bleibe aber der Glaube des Patienten an die Heilkraft des Medizinmannes:

„Wenn du mir glaubst, wirst du in vier Tagen geheilt sein." (S. 166). Diese Aussage erinnert an den Satz „Wer viel glaubt, dem widerfährt viel." (Duerr, S. 121)

Die Einheit und Verwandtschaft von Mensch zu Mensch, Mensch zu Natur und Mensch zu Gott wird von Lame Deer immer wieder beschworen. Er spricht von der Einheit aller menschlichen Wesen („the unity of all human beings", S. 189) oder von der Einheit des Universums („the unity of the universe", S. 190) und er sagt:

Der Große Geist ist einer und doch ist er viele. Er ist Teil der Sonne, und die Sonne ist Teil von ihm

... Auch ein menschliches Wesen ist viele Dinge. Alles, was die Luft, die Erde, die Kräuter, die Steine ausmacht, ist auch Teil unserer Körper. Wir müssen lernen, ... die vielfältigen Dinge, die wir sind, zu fühlen und zu schmecken (S. 156).

Und am Ende einer Zeremonie sprechen alle Anwesenden der Reihe nach bestimmte Worte:

Laßt uns die Worte richtig sprechen. Sie sind: mitakuye oyasin – alle meine Verwandten, wir alle, jeder einzelne. Dieses bezieht sich auf alle menschlichen Wesen, auf die Erde, auf alle lebenden Gegenstände bis hinunter zum kleinsten Insekt, zur kleinsten Pflanze. Danach sagen wir nichts mehr. Wir stehen nur auf und gehen fort. (S. 197)

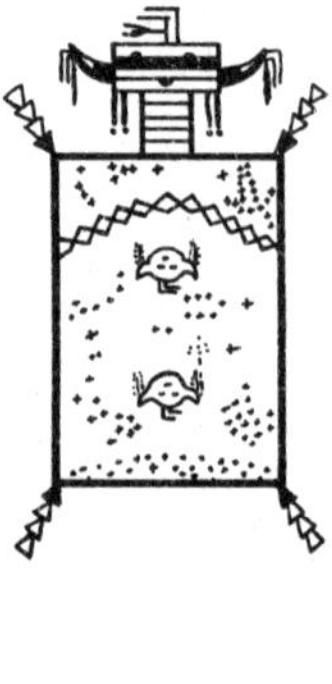

3. Hexer, Hexen und Zauberer

Der Glaube an Hexen und Zauberer war – und ist zum Teil noch – bei nordamerikanischen Indianern außerordentlich weit verbreitet. Dieser Glaube ist nämlich im Kern nichts anderes als die Kehrseite der auch in diesem Buch vielfach herausgestellten Überzeugung, daß alle Wirklichkeit eine Macht, eine geistige Essenz, Energie besitzt und daß der Mensch zu diesen übernatürlichen Kräften Kontakt aufnehmen und sie als Helfer benutzen kann. Diese Wesenheiten sind an sich weder gut noch böse. Es kommt also auf die Absichten und Ziele der Menschen an, die diese Geistwesen herbeirufen. Der Medizinmann und Schamane bedient sich dieser Energien zum Zwecke einer Heilung oder einer Segnung. Benutzt ein Mensch jedoch seinen Zugang zu den wirkenden Kräften der Dinge, um anderen Menschen damit zu schaden, so ist er ein Hexer oder ein Zauberer. Hexerei ist das ins Böse gewandte Spiegelbild des Heilens. Schamanen/Medizinmänner/-frauen einerseits und Hexer/Hexen/Zauberer andererseits sind zwei Seiten einer Medaille.

Da Medizinmann(-frau) und Schamane mehr als andere Menschen darin geübt sind, mit den geistigen Kräften in Kontakt zu treten und diese für ihre Dienste nutzbar zu machen, sind sie auch ständig in Gefahr, mit Hilfe der Geister Schlimmes anzustellen, wenn sie der Versuchung zum Bösen nicht widerstehen. „Medizin" ist ein zweischneidiges Schwert: Sie kann Gutes oder Böses schaffen („to cure or to kill"). Schamanen und Medizinleute werden darum in der Regel auch aufmerksam und kritisch beobachtet. Der Heiler ist immer nur einen Schritt vom Hexer entfernt. Schon manchem Schamanen und Medizinmann ist es widerfahren, daß das Böse in ihm die Oberhand gewann und er damit – und sei es auch nur in der Meinung der Menschen – vom Heiler zum Hexer und Zauberer wurde.

Doch der Vorwurf der Zauberei traf natürlich auch andere Menschen; es konnte jeden treffen – jedoch wohl eher Männer als Frauen. Ich selbst habe 1982 die Klage einer Hopi-Frau gehört, daß sie von den Menschen ihres Dorfes als Hexe angesehen werde und sozial geächtet sei. Der Grund war in ihren Augen, daß sie sich als junge Frau lange Zeit sehr stark mit der Kultur der Weißen identifiziert hatte und erst in ihren letzten Lebensjahren auf die Reservation zurückgekehrt war. – Im Pueblo Zuni, das eine lange Geschichte des Hexenglaubens aufweist, riskieren Hexen und Zauberer heute zwar nicht mehr ihr Leben und werden kaum noch körperlich bestraft; wohl aber müssen sie mit einer Vorladung, einer intensiven Befragung und vielleicht auch sozialer Ächtung rechnen. Wer nicht in Verdacht kommen will, ein Hexer zu sein, spaziert nicht spät abends allein im Dorf umher. Und wer sich vor dem (möglicherweise schadenstiftenden) Blick solcher verdächtigen Personen schützen will, zieht beim Einbruch der Dunkelheit die Vorhänge zu.

Zauberern und Hexen traut(e) man zu, auf alle möglichen Weisen Schaden stiften zu können. Dazu gehör(t)en u. a. der Diebstahl der Seele einer anderen Person oder das Hineinschießen kleiner Gegenstände – meistens handelt(e) es sich um Pfeilspitzen – in den Körper des Opfers. Dadurch können/konnten dann ganz bestimmte Leiden und Krankheiten ausgelöst werden. Deshalb ist/war auch eine der gängigsten Heilmethoden die sogenannte „sucking cure", also die Saugheilung, bei der solche schadenbringenden Fremdkörper vom Medizinmann aus dem Leib des Patienten herausgesaugt werden.

Es konnte aber auch sein, daß ein schlimmes Schicksal – z. B. eine Epidemie – ein Dorf oder einen Stamm befiel und die Menschen nach einer Ursache suchen ließ. Eine solche Situation konnte für diejenigen, die man als Hexer oder Hexen ausgemacht hatte, lebensgefährlich werden. Vor allem alte und senile Frauen und Männer oder sonstige Personen, die sich durch ungewöhnliches Verhalten oder plötzlichen Reichtum hervortaten, waren in Gefahr. Keine Gemeinschaft wollte Hexer in ihren Reihen dulden. Soziale Ächtung oder Vertreibung war dann für den Betroffenen noch das günstigste Urteil. Es wurden aber wohl auch bis in das zwanzigste Jahrhundert hinein in allen Pueblos und auch in anderen indianischen Gemeinschaften bei der einen oder anderen Gelegenheit Hexen und Zauberer umgebracht. Das geschah vor allem auch, nachdem der Kontakt mit den Weißen das soziale Gefüge mancher Stämme aufgebrochen hatte und die Schamanen sich gegen die eingeschleppten Infektionskrankheiten (die sog. „Krankheiten des Weißen Mannes", u. a. Masern, Pocken, Grippe, Tuberkulose) als weitgehend hilflos erwiesen. Und die Verfahren, mit Hexern fertigzuwerden, unterschieden sich dann gar nicht so sehr von den grauenhaften Methoden europäischer Hexenprozesse vergangener Jahrhunderte.

Der Hexenkult wurde sogar nachweislich zum großen Teil aus Europa importiert. Er breitete sich vor allem als Folge der christlichen Missionierung in Amerika aus. – Auch heute noch ist das Töten eines Hexers („witch killing") in den Augen mancher Navajo gerechtfertigt, kommt aber kaum noch vor, u. a. auch deshalb, weil Stammesgerichte diese Auffassung nicht teilen und gegebenenfalls wegen Mordes ermitteln würden.

Hexen und Zauberer können sich – immer: nach verbreiteter Auffassung – auch in Tiere verwandeln und so ihr Unwesen treiben. Die Verwandlung einer Hexe in einen Wolf ist auch ein Bestandteil des europäischen Hexenglaubens (gewesen), aus dem sich der Mythos von Werwölfen entwickelte. Bei den Pueblo-Indianern konnte sich eine Hexe in einen Hund, einen Kojoten, eine Eule, eine Krähe, einen Esel, eine Ratte oder auch in andere Tiere verwandeln. Dieser Glaube zeugt von der indianischen Auffassung, daß die Grenze zwischen Mensch und Tier nicht unüberwindlich ist. Sie kann von jeder der beiden Seiten überschritten werden. Denn alle Schöpfung – nicht nur der Mensch – ist beseelt; alles existiert in einem Verbund; es gibt keine hierarchische Schöpfungsordnung.

Die berühmte indianische Autorin Leslie M. Silko (Pueblo, geboren 1948) führt in ihrem „Mythos von der Erschaffung des Weißen Mannes“ (enthalten in ihrem Roman „Ceremony“) sogar die Entstehung der weißen Rasse auf die bösen Zaubertricks indianischer Hexen und Zauberer zurück.

Die übernatürlichen Kräfte, mit denen Schamanen arbeiten, sind unpersönlich und – wie gesagt – moralisch neutral. Deshalb können sie für gute und für böse Ziele eingesetzt werden, für das Heil der Welt oder für den eigenen Nutzen. Kennzeichnend für Hexen und Zauberer ist es, daß sie um des eigenen Wohlergehens willen ihre Künste anwenden. Das aber widerspricht dem ethischen Grundgerüst vieler indianischer Völker, so auch der Pueblos. Oberstes ethisches Prinzip ist für sie Zusammenarbeit, Teilen, das gemeinsame Wohlergehen.

Auch das Wissen um den Einsatz übernatürlicher Kräfte (bei den Schamanen) sollte immer diesen sozialen Zielen dienen. Hexen und Zauberer lösen sich aus diesem solidarischen Denken und arbeiten auf egoistische Ziele hin. Wer also plötzlich reich wird oder sich in anderer Weise gegenüber seinen Mitmenschen hervortut und persönliche Erfolge zu verbuchen hat, der kann schnell in den Verdacht der Hexerei geraten, weil seine Energien offensichtlich mehr dem persönlichen Fortschritt und Gewinn als dem allgemeinen Gut zugewandt sind. – Man erkennt, welche egalisierende soziale Kontrolle sich im Konzept der Hexerei verbirgt.

Werfen wir kurz einen „indianischen Blick" auf uns selbst und unsere eigene Kultur: Auch diejenigen Menschen, die die eine Seite der überall existierenden komplementären Gegensätze so sehr überhöhen, daß die andere Seite ausgeschlossen oder vernichtet wird (denken wir einmal an die einander ausschließenden Gegensätze von Himmel und Hölle, von Gott und Satan, von Gut und Böse in unserer geistigen Tradition) gehören der Idee nach zu den Hexen und Zauberern. Diese Verfolgung eines absoluten Ideals und die Eliminierung ihres Gegenteils kann – in indianischen Augen – eine Hexe kennzeichnen, da eine solche Aufspaltung (die Ausgrenzung der einen Seite und die Idealisierung der anderen) der Komplexität der Wirklichkeit nicht gerecht wird; nicht sehen will, daß alle Dinge immer aus Gegensätzen gemischt sind. (Durchwandern wir unter diesem Aspekt einmal die politische und die geistige Geschichte des Abendlandes: Wie oft waren „Hexen" im Spiel, wenn sich aus der unbarmherzigen Verwirklichung hehrer Ideale größte Katastrophen ergeben haben? Wie oft haben gerade diejenigen Menschen die Hölle geschaffen, die meinten, den Himmel schaffen zu können? Wie weit sind wir Abendländer – geprägt durch den Dualismus unserer philosophisch-religiösen Tradition, dieses Denken in einander ausschließenden Gegensätzen – nach diesem Verständnis alle Hexen oder Hexer?) (Vgl. Farella, S. 149)

Zum besseren Verständnis der indianischen Konzepte sei hier kurz auf den Hintergrund dieses Denkens verwiesen: Obwohl indianische Völker sehr unterschiedliche Weltansichten haben, so gibt es doch einige zugrundeliegende Prinzipien, die für die meisten Stämme gelten. Für tradiertes indianisches Denken gibt es kaum einen Glauben an ein einziges höheres Wesen nach menschlichem Maß, das die Welt zwar geschaffen hat, heute jedoch in unendlicher Ferne von der Welt und in unendlicher Vollkommenheit nur sich selbst besitzt und kaum noch in das irdische Geschehen eingreift. Vielmehr sprechen sie von einem universalen Geist, der alles durchdringt, in allem lebt, allen Dingen ihre Seele, ihre Kraft, ihre Potenz verleiht. Das gilt auch für Steine, Gebirge und Sterne – Dinge, die nach unserer gängigen (nicht aber nach indianischer) Auffassung unbelebt sind. Durch genau festgelegte Gebete und Rituale kann der Mensch diesen kosmischen Geist – oder von ihm ausgehende Kräfte – zum Wohle oder zum Wehe des Menschen benutzen oder beeinflussen. So gibt es zwar Gutes und Böses in der Welt. Doch beide gehören zusammen und bedingen einander. Eins kann ohne das andere nicht existieren.

Für Indianer war also das europäische Konzept des Bösen, nämlich eine strikte Trennung des Universums in einander widerstreitende Kräfte des Guten und des Bösen, unbegreiflich. Sie sahen das Böse als einen Mangel an Balance, als eine schattenhafte negative Kraft, die bis zu einem gewissen Grade in jedem Menschen und in Gott gegenwärtig war – ein unvermeidlicher Teil des Lebens, den man einfach ertrug oder durch ein Ritual unschädlich machte. Auch war/ist es verbreitete indianische Auffassung, daß im Kampf der guten gegen die bösen Kräfte letztlich ein Ausgleich auf einer höheren Ebene möglich ist. – Daß dagegen die neue (christliche) Religion solchen Nachdruck auf das Böse legte und daß ihr Glaubensbekenntnis nicht die rituelle Bändigung, sondern die völlige

Vernichtung des Bösen zum Ziel hatte, „rief bei ihnen Befremden und Entsetzen hervor." (M. Simmons, S. 14) – Neben dem Animismus indianischer Provenienz offenbart sich also der charakteristische Dualismus der abendländischen, griechisch und biblisch gegründeten Tradition als eine entscheidende Ursache indianischen Hexenglaubens.

Heute sind Indianer in der Regel nicht gewillt, mit Weißen über Hexerei zu sprechen. Ihre Antwort ist häufig: „Ihr glaubt ja doch nicht daran, also was soll's?" Junge Indianer, die der allgemeinen Schulpflicht Folge geleistet haben, bestreiten meist einen Glauben an Hexen und Zauberer. Es ist aber keine Frage, daß manche von ihnen und sehr viele der älteren Indianer weiterhin von der Existenz von Hexen und Zauberern überzeugt sind.

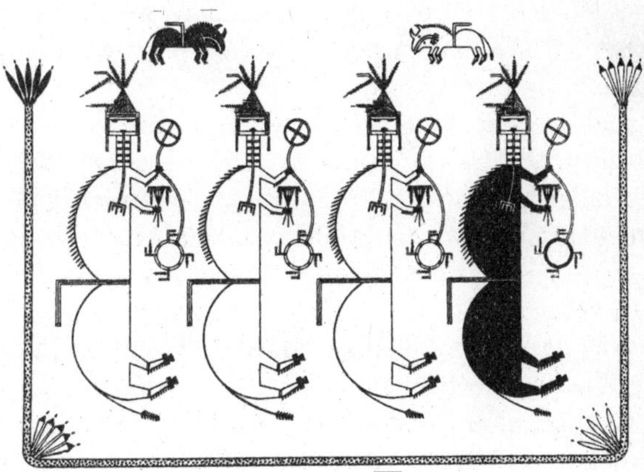

4. Die geistigen Hintergründe und die inneren Zusammenhänge indianischer Heilkunst

Der Schamanismus bietet etwas, das in den „großen" anthropozentrischen Religionen weitgehend fehlt: Achtung vor – und spirituelle Kommunikation mit – den anderen Wesenheiten der Erde und dem Planeten selbst. (M. Harner, S. XI u. XII)

In diesem Kapitel will ich versuchen zu klären, welche weltanschaulichen Überzeugungen der indianischen Medizin zugrundeliegen; welche geistigen Zusammenhänge und Hintergründe dieses Denken in seiner Struktur und seinem Aufbau bestimmen. Ich möchte mich also dem „geistigen Koordinatensystem" indianischer Medizin zuwenden.

Für die verschiedenen indianischen (und viele andere nicht-abendländische) Kulturen gelten weitgehend folgende Überzeugungen und Prämissen (gelegentliche zusammenfassende Wiederholungen von schon Gesagtem sind unvermeidlich):

1. Alles Seiende ist geistiger Natur, ist geistdurchwirkt, besitzt eine seelische Struktur. Indianer sprechen deshalb auch von „tree-people", „fish-people", „human-people", „plant-people", „animal-people" etc. Diese alle, der Mensch eingeschlossen, sind Ausfluß oder Teil eines universalen Prinzips, einer alle Dinge durchwaltenden Kraft. Dadurch besitzt alles Seiende Energie, Kraft, Ausstrahlung, Potenz. Wir sprechen bei einer sol-

chen Auffassung von All-Beseelung, Pan-Spiritualismus oder von Animismus.

Diesen Animismus hat man bei uns in der Vergangenheit gern den sogenannten „primitiven" Völkern zugesprochen. Heute kommen wir zunehmend zu der Erkenntnis, daß Animismus eine vollgültige Weltansicht und Religion darstellt. Er erfüllt die Aufgaben des Ordnens und Deutens von Welterfahrung für die betroffenen Menschen und Völker nicht weniger umfassend als dualistische und monotheistische Überzeugungen bei uns es tun. Die oft vertretene Auffassung, daß in der Menschheitsgeschichte zuerst der Animismus entstand, der dann durch den Polytheismus überwunden wurde und daß schließlich der Monotheismus den Polytheismus ablöste – diese Auffassung von einem Aufstieg vom „Primitiven" zum Höheren und Reineren – ist sicher nicht richtig. Mit mehr Recht könnte man zwischen Animismus und Monotheismus die Trennungslinie zwischen Ganzheitlichkeit (Holismus) und Dualismus ziehen.

Auf jeden Fall stellt der Animismus eine vollentwickelte, komplexe und deutungstüchtige Form der Weltansicht und Religion dar. Er steht dem Pantheismus und dem Pan-entheismus nahe und ist somit ganzheitlicher und weniger dualistisch als der Monotheismus.

In den abendländischen Kulturen findet sich seit Jahrzehnten ein intensives Bemühen um ganzheitlicheres Denken und um eine Überwindung des Dualismus (vgl. dazu auch mein Buch „Gott schläft im Stein"). Dabei sind es gerade führende Naturwissenschaftler und Naturphilosophen, die sich an dieser Suche beteiligt haben: Albert Einstein, Werner Heisenberg, Carl-Friedrich von Weizsäcker, Rupert Sheldrake u. v. a.

Die Quantentheorie (und damit die Unmöglichkeit, Licht entweder als Welle oder als Korpuskel zu bestimmen), das Verständnis von Materie als Energiemanifestation, die Physik der Elementarteilchen, die Heisenbergsche Unschärfe-Relation und neuerdings die Chaos-Theorie sind einige der Beispiele, die zu zeigen scheinen, daß das Seiende letztlich ein Ganzes ist, daß Geist und Materie keine Widersprüche sind, daß Descartes mit seiner Trennung von ausgedehntem Sein (res extensa) und denkendem Sein (res cogitans) langsam überwunden wird und daß die animistisch-ganzheitliche Auffassung möglicherweise die realitätsgerechtere ist.

Ein ähnliches Denken galt auch bei den Alten Germanen, den Kelten, den Römern, den Babyloniern, Ägyptern, Azteken und Mayas – und gilt heute noch bei vielen sogenannten Naturvölkern Afrikas, Asiens, Australiens und Amerikas: Erde, Sonne, Mond, Sterne, Meer, Steine, Pflanzen, Mensch und Tier füg(t)en sich zu einem geistbeseelten Schöpfungsverbund zusammen.

Die gebührende Haltung des Menschen gegenüber einer so geprägten Wirklichkeit benennen Indianer immer wieder mit dem Wort „respect" (= Achtung, Achtsamkeit, Ehrfurcht), das eine Art Kardinaltugend indianischen Weltempfindens zu bezeichnen scheint. Diese Haltung ist wohl die erwünschte menschliche Reaktion auf die Gewißheit, daß in jedem Ding, in jedem Tun, in jedem Augenblick eine spirituelle Kraft, eine göttliche Gegenwart anwesend ist.

2. Infolge der gemeinsamen spirituellen Natur ist alles Seiende miteinander vernetzt, verknüpft, „inter-related". Alles steht mit allem in Beziehung; alles erzeugt

alles. Was im Großen gilt, gilt auch im Kleinen – und umgekehrt. Darum kann auch jedes einzelne über das Ganze Auskunft geben – wenn man nur die Zeichen lesen kann. Die antiken Römer waren demnach doch nicht so unvernünftig und abergläubisch, wie wir immer gedacht haben, wenn ihre Priester aus dem Flug der Vögel, aus der Gestalt der Wolken oder aus den Eingeweiden von Opfertieren den Willen der Götter zu erkennen meinten. Sie teilten vielmehr mit Indianern und anderen Naturvölkern die Auffassung, daß das Universum ein Ganzes ist und zugleich voller Zeichen bezüglich des Sinnes und der Bedeutung des einzelnen und des Ganzen.

Auch der Mensch ist nach indianischer Überzeugung in diese „All-Vernetzung", diese „Pan-Interdependenz" eingebunden. Er kann deshalb sowohl Botschaften von allem anderen Seienden empfangen als auch Botschaften zu allen anderen Seinsbereichen aussenden und damit Wirkungen ausüben; z. B. durch die Abstrahlung konzentrierter psychischer/spiritueller Energie bei einer religiösen Zeremonie. Das heißt: Alles Seiende steht nicht nur in gegenseitiger Verbindung, sondern auch in gegenseitigem Wechselbezug und ist deshalb prinzipiell gleichberechtigt – eine Auffassung, die grundsätzlich einheitsstiftend ist. Das Seiende ist also nicht hierarchisch geordnet, sondern kommunikativ; nicht wie in einem vertikal stehenden Dreieck, sondern wie in einem horizontalen Kreis.

Es bleibe offen, ob der Mensch nach diesem Denken unbedingt eins mit der Natur („one with nature") ist; sicher ist es aber von zentraler Wichtigkeit für ihn, in Übereinstimmung mit der Natur („in tune with nature") zu sein. So kann er die kosmischen Kräfte beeinflussen – nicht so sehr, indem er sich bittend an einen überweltlichen allmächtigen Gott wendet, sondern mehr, indem er konzentrierte Energie in diesem vernetzten System aktiviert. Intensität des Wollens kann nach dieser Auffassung das Universum direkt beeinflussen – der menschliche Wille besitzt kosmische Wirksamkeit.

In der Logik dieser Gedanken erscheint es dann durchaus schlüssig, daß die Hopi-Indianer zur Zeit der Wintersonnenwende durch eine religiöse Zeremonie der Sonne helfen, innezuhalten, umzukehren und auf ihrem Weg zurückzurollen. Die Chumash-Indianer in Kalifornien errichteten zu dieser Jahreszeit im Rahmen einer Zeremonie einen Sonnenstab, um so das Universum in Balance zu halten. Ebenso logisch ist es für die Hopi, daß sie durch Zeremonien kosmische Kräfte aktivieren können, so daß z. B. der ersehnte Regen tatsächlich eintritt. Und in den gleichen logischen Zusammenhang gehört es, durch eine Heilungszeremonie, durch Gebet, Lied und Sandgemälde bestimmte geistige Wesenheiten im Kosmos zu erreichen und sie zu bewegen, bei einer Heilung behilflich zu sein.

3. Der ursprünglich bei der Schöpfung gewollte und zunächst auch realisierte Zustand ist die Balance, das Gleichgewicht zwischen allen Teilen dieses vernetzten spirituellen Ganzen. Auch Gesundheit wird dementsprechend verstanden als Ausgewogenheit der verschiedenen Kräfte und Bezüge des Menschen – oder der Gesellschaft. (Medizinisch würden wir von Homöostase sprechen.) Der Anfang aller Krankheit ist ein Ungleichgewicht.

   Oftmals wird in der Literatur in diesem Zusammenhang weniger von Balance als vielmehr von Harmonie gesprochen. Doch scheint mir der Begriff ‚Balance' treffender. Auch Indianer erkennen die Existenz von Gegensätzen an (z. B. von Gutem und Bösem). Sie sehen diese Gegensätze jedoch in einem dualen (einander ergänzenden), nicht in einem dualistischen (einander ausschließenden) Verhältnis zueinander. Durch Zeremonien kann der Mensch das Böse kontrollieren. Es geht in diesem Denken also nicht um eine Vernichtung des einen zugunsten des anderen, sondern um das Respektieren der Tatsache, daß die Spannung der Gegensätze immer vorhanden ist. Ziel ist das Gleichgewicht. Hier wird klar, daß indianische Traditionen zwar dual (in einander ergänzenden Gegensätzen) denken, nicht aber dualistisch (in einander ausschließenden Gegensätzen). Der Unterschied zum vorherrschenden Dualismus in der abendländischen und biblischen Tradition (vgl. z. B. die Geheime Offenbarung des Johannes), in der es nicht um Versöhnung mit dem Gegenüber, sondern um Vernichtung des Gegenübers geht, ist unübersehbar.

4. Es gibt immer wieder Störungen dieses von den heiligen Wesen gewollten Gleichgewichts in der Seinsordnung. Menschen, die absichtlich solche Verletzungen verursachen, versteht man als Hexen oder Zauberer. Diese Störungen der Balance können sich zeigen in Form von Naturkatastrophen, Kriegen, Krankheiten, Seuchen, Zwistigkeiten, Unfällen und ähnlichem.

In der Mehrzahl der Fälle, die ich behandelt habe, kann die Krankheit des Patienten direkt auf eine Verletzung der natürlichen oder der spirituellen Gesetze zurückgeführt werden ... Dadurch verliert das Individuum seine Balance und [die daraus folgende] Disharmonie verursacht Krankheit – in geistiger, körperlicher, emotionaler oder spiritueller Beziehung. (Medicine Grizzlybear Lake, S. 117)

Ein Indianer aus dem Pueblo Cochiti sagte zu mir in einem Gespräch:

Erdbeben sind Wachstumsbewegungen der lebendigen Erde. Auch sind sie eine heftige Reaktion der durch die Menschen beleidigten Mutter. Die eigene persönliche Mutter ist auch nicht nur lieb, wenn man sie schlecht behandelt.

Auch eine Krankheit ist nach diesem Verständnis ein Abweichen vom Weg des Gleichgewichtes, also die Entwicklung eines Ungleichgewichtes oder einer Disharmonie zwischen Leib, Seele, menschlicher Gemeinschaft und Welt.

5. Die Heilung dieser gestörten Balance und ihrer Konsequenzen ist möglich und nötig. Alle Menschen können dabei mitwirken. Schamanen, Medizinleute und religiöse Führer haben aber besondere Fähigkeiten und daher auch besondere Verpflichtungen, solche Fälle von gestörtem Gleichgewicht zu heilen.

   In traditionellen schamanistischen Kulturen hat Heilung nur geringen Bezug zur Beseitigung körperlicher Symptome. Heilung bedeutet vielmehr: ganz zu werden; wieder in Harmonie zu gelangen mit der Gemeinschaft, mit dem Planeten und ganz bestimmt mit den eigenen privaten Umständen. Wenn dieses geschieht, dann wird man vielleicht auch körperliche Heilung beobachten, vielleicht auch nicht. (Jeanne Achterberg in: Gary Doore, S. 119)

6. Die geistigen Strukturen aller Dinge, ihre Wesenheiten, ihre Energien und Kräfte (die oft als eine Ausfächerung

eines großen, allumfassenden Geistes gesehen werden), können bei diesen Heilungen behilflich sein. Sie können auf den Wegen der spirituellen Vernetzung vom Menschen erreicht, beeinflußt, aktiviert und wirksam gemacht werden. Dabei spielen eine hohe psychisch-spirituelle Energieabstrahlung der beteiligten Menschen sowie die Ansprache und bildliche Vergegenwärtigung der geistigen Wesenheiten durch Lied, Bild, Gebet oder Tanz eine wichtige Rolle. Im Zusammenhang mit Krankenheilungen geht es dabei vor allem um die Hilfe von sogenannten „animal people" und „plant people" (auch „dream helper", „guardian spirit" oder „spirit helper" genannt).

7. Die Aktivierung der geistigen Helfer geschieht vor allem im Rahmen von Riten, Zeremonien, Tänzen und Gesängen. Auf diese Weise können Heilungen bewirkt, kann Regen herbeigeholt, können Verfeindungen geschlichtet, kann eine Verletzung der Natur geheilt, kann Schuld getilgt werden. Es kann so das ursprünglich ausbalancierte, nun aber an dieser Stelle gestörte Gleichgewicht im vernetzten Universum wiederhergestellt werden. Es geschieht also eine rituelle Rückkehr zu jener mythischen Ursprungszeit, als das Seiende grundgelegt wurde („illud tempus"; „in illo tempore").

Alle Schöpfung auf dieser Erde enthält eine Seele, eine Lebenskraft. Dieses schließt Steine, Pflanzen, Hügel, Bäume, Himmel und Tiere ein. Die Mutter Erde ist ein lebendiger, empfindsamer, atmender Organismus. Die Kräfte der ganzen Schöpfung sind dynamisch verwoben zu einem harmonischen Ganzen. Körperliche oder seelische Krankheit entsteht, wenn diese Balance gestört wird. Der Zweck

aller Heilungszeremonien ist es, persönliche und universale Harmonie zu bewahren oder wiederherzustellen.
(Newhouse and Amodeo; Zit. nach: Kunitz/Levy, S. 214)

8. Bestimmte Menschen haben durch Vererbung, Berufung, Todesnähe-Erfahrung oder eine Vision eine besondere Nähe zu den Geistwesen und können sie – meistens nach langer Schulung und Lehrzeit – zur Beförderung ihrer guten (oder bösen) Absichten aufsuchen oder herbeirufen. Solche traditionellen Heiler sind vor allem berufen, mit Hilfe der Geistwesen die ursprünglich gewollte Balance im Universum wiederherzustellen. Wenn das bei einem kranken Menschen geschieht, handelt es sich um eine Krankenheilung. Der Medizinmann gewichtet die Kräfte des Patienten neu und bringt sie wieder in ein richtiges Verhältnis zueinander. Ebenso kann der Medizinmann aber auch Heilungen anderer kosmischer Störungen durch heilige Zeremonien vornehmen; so nach einem Krieg, nach einem Unfall, nach einer Naturkatastrophe oder ähnlichem. – Es wird hier deutlich, daß bei dieser Grundhaltung kaum zu unterscheiden ist zwischen Religion und Medizin. Die letztere ergibt sich im wesentlichen aus religiösen und philosophischen Überzeugungen von der Natur der Wirklichkeit.
   Hier das Beispiel eines Navajo-Medizinmannes, der im II. Weltkrieg auf amerikanischer Seite kämpfte:
   Blue Sky Hunts war am 6. Juni 1944 bei der Invasion in der Normandie dabei. Er landete mit der dritten Angriffswelle, kämpfte beim Durchbruch bei Saint Lô, in Belgien, im Schwarzwald und im Rheinland. Er sah die Verwüstungen des Krieges und spürte ein Bedürfnis zu

beten. Bevor er Europa 1945 verließ, baute er irgendwo an der französisch-deutschen Grenze ein einfaches Schwitzhaus, in dem er und drei andere Navajo voll Trauer das Feuer der Läuterung entzündeten. Sie sangen zu den Yei (ihren „holy people") und baten um Vergebung für die Menschheit:

So gehe denn wie einer, der langes Leben hat,
und gehe wie einer, der glücklich ist.
Geh und achte die Schönheit vor dir!
Geh und achte die Schönheit über dir!
Geh und achte die Schönheit unter dir!
Geh und achte die Schönheit um dich herum!
Geh und achte auf die Schönheit deiner Rede!

9. Die Gefahr einer Scharlatanerie ist in der traditionellen indianischen Medizin sicher ebenso vorhanden wie in jeder anderen Medizin. Auch wir beziehen die Begriffe ‚Scharlatan' und ‚Quacksalber' vor allem auf „falsche" Ärzte. Wo das Vertrauen des Patienten eine entscheidende Voraussetzung seiner Heilung ist und wo der Kranke oft auf Leben und Tod dem anderen überantwortet ist – Hilflosigkeit erhöht die Verführbarkeit! – da ist die Gefahr besonders groß, daß Vertrauen mißbraucht, daß eine Notlage ausgenutzt wird; daß statt eines Heilers ein Scharlatan sein Werk treibt, der gar nicht an eigene Heilkräfte glaubt. Auch zivilisationsmüde Touristen aus Europa und Weiße, die von der Schulmedizin genug haben, können hier manche Indianer in Versuchung führen.
Nur wäre es sicher völlig falsch, deshalb indianisches Schamanentum mit Scharlatanerie in Verbindung zu bringen. Es ist für mich keine Frage, daß die überwältigende Mehrheit der indianischen Medizinleute und

Schamanen von den eigenen Heilkräften fest überzeugt ist. Und es gilt: Wer heilt, hat recht.
Daß es Scharlatanerie gibt, ist also in keiner Weise ein Argument gegen den Kern des ganzheitlichen schamanistischen Heilens – gemäß dem lateinischen Sprichwort „abusus non tollit usum" – „Der Mißbrauch spricht nicht gegen den (vernünftigen) Gebrauch einer Sache" – es ist vielmehr eine Selbstverständlichkeit. Scharlatane finden sich in jeder Kultur, auch in unserer.
Allerdings: Hexer sind keine Scharlatane, Scharlatane keine Hexer. Es handelt sich um zwei gänzlich verschiedene Figuren. Ich habe weiter oben darauf hingewiesen, daß es vom Medizinmann zum Zauberer und Hexer nur ein Schritt ist, weil besondere Kräfte stets auch eine Gefährdung bedeuten. Der Scharlatan dagegen täuscht lediglich ein Können vor, an das er selbst nicht glaubt.

10. In diesen gedanklichen Duktus fügt sich das Navajo-Konzept des Universums ein: Im Idealfall befindet sich das Universum in einem Zustand, in dem alle seine Teile (jeder Teil mit seiner Fähigkeit zum Guten und zum Bösen) in einer vernetzten und harmonischen Balance zueinander stehen. Diese Balance ist jedoch immer gefährdet – keine Balance ist endgültig – und kann von den Geistwesen oder von den Menschen gestört werden. Zu solchen Störungen führen auch absichtliche oder unabsichtliche Übertretungen von Tabus.
Eine Folge dieser Unordnung kann geistige oder körperliche Krankheit sein. Logischerweise bedeutet dann Heilung, daß die gestörte Balance und Harmonie in diesem Patienten wiederhergestellt wird. Navajo

nennen deshalb auch manchmal eine Zeremonie: „a healing and balancing ceremony". Durch das Ritual wird der Patient gereinigt; er erreicht eine Identifikation mit den geistigen Wesenheiten, deren Mitwirkung bei dieser Zeremonie durch Sandgemälde, durch Gebete und durch mythische Erzählungen angerufen wird. Mit ihrer Hilfe überwindet er die Störung; Unversehrtheit, Ganzheit und Gleichgewicht mit dem Universum werden erneuert; es herrscht wieder der Zustand von ‚hózhó'. Der Patient kann wieder in Schönheit, Ordnung und Harmonie einherschreiten – „walk in beauty":

Die Füsse der Erde sind meine Füsse geworden;
Der Körper der Erde ist mein Körper geworden.
Berge stehen im Kreis;
Und über ihre Hänge ist Schönheit ausgebreitet,
Die mich segnet.
(Aus der Beautyway-Ceremony, dem „Weg der Schönheit" der Navajo)

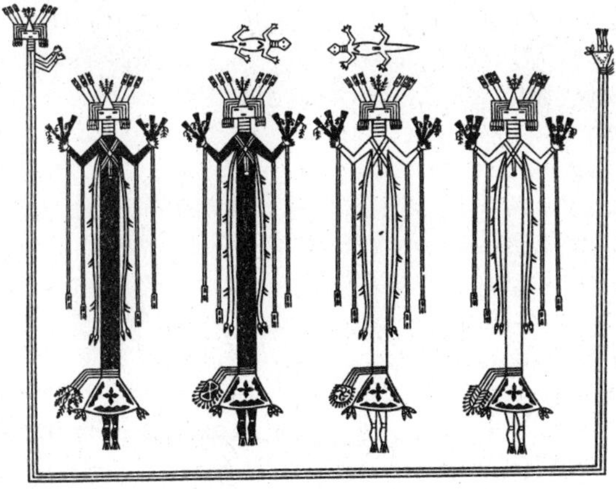

5. Zum Verhältnis von „weißer" und indianischer Medizin

Unsere Darstellung hat gezeigt, daß „weiße" und indianische Medizin sich nur teilweise überschneiden, etwa im Bereich der Anatomie, der physikalischen Therapie sowie der Pharmazie. In wesentlichen Teilen arbeiten sie jedoch auf verschiedenen Ebenen – gewissermaßen parallel zueinander und mit nur wenigen Überschneidungen – und sie gehen von unterschiedlichen Prämissen aus:

> *Der Heiler erkundigt sich beim ... Patienten, „Welche Zeichen haben Sie um das Haus herum gesehen?" Oder „Welche Träume hatten Sie kürzlich?" Der westliche Arzt andererseits fragt, „Wie fühlen Sie sich?" Der [indianische] Patient antwortet, „Ich fühle mich, als wäre mein Magen verdreht und voller Schlangen." Der weiße Arzt ordnet an: „Nun, dann wollen wir einige Röntgen-Aufnahmen und Labortests machen und herausfinden, was Sie wirklich krank macht." Der Schamane würde antworten: „Nun, wir wollen mit diesen Schlangen sprechen und herausfinden, warum sie Sie quälen."*
>
> *Im Magen des Patienten sind wahrscheinlich keine Schlangen im physikalischen Sinn, aber sie könnten dort sein in einem psychischen Sinn. Psy-*

chische Phänomene zeigen sich normalerweise nicht in den Ergebnissen von Röntgen-Aufnahmen und Labortests. Aber man kann sie ... diagnostizieren ... durch Traumdeutung. Das ist so, weil das Unterbewußtsein mit dem Bewußtsein und dem Körper kommuniziert durch ein komplexes System von Symbolen. Der Schamane kann solche Symbole „sehen" und verstehen. (Der Medizinmann Medicine Grizzlybear Lake, S. 142f.)

Unsere sog. westliche, (natur)wissenschaftliche Medizin spricht vor allem von Krankheitserregern, von Ansteckung und Unfall – die indianische Medizin spricht von einem gestörten Gleichgewicht im Patienten oder zwischen ihm und den kosmischen Kräften. Der Arzt als wissenschaftlicher Mediziner will vor allem die Krankheit mit ihren Symptomen heilen – der Schamane und Medizinmann beansprucht, den kranken Menschen in all seinen Beziehungen (biologisch, psychologisch, soziologisch, kosmologisch, religiös) wieder ins Lot zu bringen; er muß also auch der Biographie des Patienten – seinen Erlebnissen, Erfahrungen und Einstellungen – große Aufmerksamkeit widmen. Bei uns stehen chemische und chirurgische Eingriffe im Vordergrund – in der indianischen Kultur psychologische, soziale und religiöse Wandlungen. Der eine lebt in einer mechanistischen Welt, in der auch alle Krankheit äußerlich, biologisch, konkret begründet ist und Heilung wie die Reparatur einer Maschine erscheint – der andere lebt in einer spirituellen Welt, in der alles, auch jede Krankheit, Sinn und Bedeutung hat. Provozierend formuliert: Der eine sucht nach einem Mittel gegen Viren, der andere nach umfassender Harmonie.

Das Ziel indianischer Heilungszeremonien ist nicht, Krankheitssymptome zu lindern, sondern Krankheitsursachen zu beseitigen. Dementsprechend neigen Patienten dazu, beide Weisen der Medizin zu versuchen: die „weiße" gegen die Symptome, die traditionell-indianische gegen die Ursachen. – Der amerikanische Arzt Carl A. Hammerschlag hat sich intensiv mit indianischem Heilwesen beschäftigt und umschreibt den Unterschied zwischen einem (weißen) Arzt und einem (indianischen) Heiler so:

> *Wenn ich als Arzt jemanden heile und ihm helfe, in Zukunft weniger anfällig für diese Krankheit zu sein, dann bin ich ein guter Arzt. Aber wenn ich als Doktor jemanden heile, ihm helfe, in Zukunft weniger anfällig für diese Krankheit zu sein – und ihn außerdem dabei unterstütze, seinen Platz im Universum zu verstehen: Dann bin ich ein Heiler. (S. 97f.)*

Die eine Art des Heilens kann also die andere nur in Teilen ersetzen; in mancher Beziehung können beide Arten einander ergänzen; in weiten Teilen sind ihre Ausgangspunkte, ihre Verfahrensweisen und ihre Ziele unterschiedlich oder gar gegensätzlich. Denn der Schamanismus deutet – wie bereits gesagt – die Welt ganzheitlich und spirituell; unsere Kultur deutet die Welt überwiegend dualistisch-zerteilend und vereinzelnd.

An dieser Stelle scheint eine Einlassung zum Stichwort ‚Immunität' angebracht und notwendig. Dieser Begriff ist zu einem Zentrum moderner medizinischer Forschung bei uns geworden – und er zeigt zugleich, daß unsere heutige medizinische Wissenschaft sich dem ganzheitlichen Ansatz nähert. Im folgenden soll dargelegt werden, inwiefern der Begriff ‚Immunität' ein ganzheitliches Verständnis von ‚Krankheit' und ‚Gesundheit' begünstigt:

Beim Ausbruch von Infektionskrankheiten, aber auch bei anderen Erkrankungen – so zum Beispiel bei Krebs – ist die entscheidende Frage nicht unbedingt, ob man durch entsprechende Krankheitskeime infiziert wurde oder nicht. Wir sind dauernd einem Ansturm aller möglichen Bazillen, Bakterien und Viren ausgesetzt – zudem bilden sich täglich kranke Zellen (auch Krebszellen) in unserem Körper. Dieser hat in seinem Immunsystem jedoch einen Gegenspieler gegen solche Krankheitserreger, ein Kontrollsystem, das normalerweise mit ihnen fertig wird – auch mit Tumorzellen. (So erhöht schon eine einzige Adrenalin-Ausschüttung in unserem Körper die Aktivität der schützenden Killer-Zellen und der weißen Blutkörperchen, die beide für das Immunsystem wichtig sind.) Bei einer Erkrankung ist also nicht nur die Frage wichtig „Welcher Keim ist das?“ sondern entscheidender noch ist die Frage „Warum hat das Immunsystem versagt?“ Das Risiko, an Krebs zu erkranken, ist z. B. bei Personen mit geschwächtem Immunsystem um ein Vielfaches höher als bei anderen Menschen. Auch die Immunschwäche-Krankheit Aids offenbart uns seit einigen Jahren die gewaltige Bedeutung einer intakten Abwehr/Immunität für die Gesundheit des Menschen.

Die Funktionstüchtigkeit dieses Abwehrsystems mit seinen Antikörpern und Freßzellen (Fagozyten) wird aber offensichtlich durch den Gesamtzustand des Menschen beeinflußt, also sowohl durch seine biologische als auch durch seine psychische und soziale Konstitution und Kondition. Nicht nur körperliche, sondern auch seelische Belastungen können anscheinend das Abwehrsystem und damit den Grad der Immunität schwächen. Menschen, die unter seelischem Streß (z. B. Angst oder Überlastung) stehen, sind anerkanntermaßen anfälliger für Infektionen. Patientinnen mit Depressionen entwickeln leichter Brustkrebs als andere; obwohl Depressionen, also Phasen ausgesprochener Mutlosigkeit und Hoffnungslosigkeit, eine

Erkrankung der Seele darstellen, wirken sie sich auf die körperliche Immunität aus.

In Situationen, die von negativem Streß geprägt sind – so etwa nach dem Tod eines nahen Verwandten oder vor Prüfungen – ist die Aktivität der schützenden Killerzellen nachweislich vermindert; es besteht also erhöhte Ansteckungsgefahr. Wahrscheinlich verläuft der Weg vom seelischen Streß über das Hormonsystem des Körpers zum Immunsystem, denn konzertierte Aktionen zwischen seelischen Stimmungen, Hormonen und Nervenaktivitäten können die Zellen in allen Körperteilen erreichen und beeinflussen.

Solche Wechselwirkungen zwischen Psyche und Physis erfolgen natürlich nicht nur in negativer Richtung, d. h. auf eine Krankheit hin, sondern auch umgekehrt: Krebspatienten, die psychisch betreut und gestärkt werden, haben bessere Überlebenschancen; wie wir mit Belastungssituationen umgehen, d.h. wie wir unser Leben psychisch gestalten, hat Einfluß darauf, ob eine möglicherweise angelegte Krankheit ausbricht oder ob sie unter Verschluß bleibt. Wenn wir lernen, mit negativem Streß umzugehen, können wir das Immunsystem unseres Körpers stabilisieren. Eine wichtige Komponente für die Erhaltung der Gesundheit ist die Linderung von Angst und anderen seelischen Belastungen; Lob und Anerkennung stärken das Abwehrsystem des Körpers. – Die Seele ist in ihrer Kommunikation mit dem Immunsystem also mitverantwortlich für körperliche Gesundheit – oder Krankheit.

Aus der chinesischen und japanischen Medizin – aber auch aus unseren eigenen Erfahrungen – ist uns bekannt, daß wir durch mentale Fähigkeiten, also durch Bewußtseinsprozesse, durch Visualisierung und Imagination, Einfluß auf die Funktionsweise unserer Organe und damit auf körperlich-molekulare Prozesse nehmen können. Wir wissen also – wenn wir es denn wissen wollen – daß körperliche und seelische Vorgänge einander nachhaltig beeinflussen können und daß eine Krankheit oft Ausdruck einer Störung der Gesamtpersönlichkeit ist. Aus den gemeinsamen Versuchen von Psychologen, Psychiatern, Hormonforschern, Immunologen und Gehirnexperten, diesem Miteinander verschiedener Faktoren auf die Spur zu kommen, ist ein neues Forschungsgebiet erwachsen: die Psycho-Neuro-Immunologie. Dies bedeutet nicht weniger als eine Revolutionierung unserer Medizin.

Indianern und anderen ganzheitlich orientierten Medizinern ist eine ganzheitliche Betrachtungsweise, die körperliche wie seelische Wirkungsfaktoren gleichermaßen berücksichtigt, immer gegenwärtig gewesen. Für uns bedeutet es, daß der cartesianische Dualismus, der den Körper radikal von der Seele trennt und der seit Jahrhunderten unser Denken und Handeln bestimmt hat, an dieser Stelle aufgebrochen und so die psychosomatische Ganzheit des einzelnen Menschen wiedergewonnen wird.

Dementsprechend können im Bereich der Medizin weder Vorsorge noch Heilung ausschließlich in körperlich-biologischer Hinsicht erfolgen, wie es unsere Schulmedizin überwiegend noch praktiziert, sondern es gehören dazu auch die Bereiche des Psychischen, des Sozialen und gegebenenfalls des Religiösen, wenn es darum geht, das Befinden eimes Patienten zu stabilisieren und die Abwehrkräfte des Körpers zu erhöhen. Dieser Notwendigkeit ganzheitlicher Behandlung sucht bei uns die alternative Medizin mit unterschiedlichem Erfolg nachzukommen. Zugleich erkennen wir aus diesen Zusammenhängen, warum der Medizinmann/Schamane indianischer Provenienz in seiner Gemeinschaft so zahlreiche Rollen, Funktionen und Aufgaben wahrnimmt, so daß er mit unseren Schulmedizinern nur sehr begrenzt vergleichbar ist.

Daß zu jedem Menschen – und damit auch zu jedem Kranken – neben den körperlich-biologischen auch ganz zentral die psychosozialen und religiösen Faktoren gehören, meinen indianische Heiler, wenn sie betonen, daß sie nicht Symptome, sondern Ursachen zu heilen versuchen, nicht Krankheiten, sondern Kranke, nicht einen Teil des Menschen, sondern den ganzen Menschen. Vielleicht wird sich auch bei uns aus der genannten Psycho-Neuro-Immunologie eine neue integrative Medizin entwickeln, die den Menschen und seine Krankheiten von vornherein als ein Netzwerk von psychischen, biologischen, sozialen und religiösen Faktoren begreift.

An dieser Stelle könnten sich indianisches und westliches Denken begegnen. Das wiederum könnte zu einem Zusammenwachsen der wissenschaftlich-analytischen und der naturreligiös-ganzheitlichen Medizin beitragen. Jedenfalls kann das Heilwissen, das archaische Naturvölker im Laufe von Jahrtausenden zusammengetragen haben, heute nicht mehr als „Magie" oder „Scharlatanerie" abqualifiziert werden. In den USA kommt es deshalb in einzelnen Fällen schon dazu, daß die Veranstalter von Ärztetagungen einen Medizinmann zum Vortrag einladen oder daß ein Krankenhaus ihn bittet, bei der Behandlung indianischer Patienten behilflich zu sein. Schon Mitte der achtziger Jahre gab es in den USA mehr als 500 indianische Ärzte, von denen einige traditionell indianische und wissenschaftliche Heilmethoden miteinander verbanden (Hirschfelder, A., S. 60). In einigen amerikanischen Schmerzkliniken, z. B. in Texas, werden verbreitet schamanistische Techniken wie Singen, Trommeln, Berühren, Isolieren, Hypnose, Suggestion, Imagination oder Besuch heiliger Orte erfolgreich angewendet. Dies ist ein Erfolg auch für die Ärzte, die es lernen, mit dem Bedürfnis des Kranken nach Empathie, nach seelischer Stützung und Geborgenheit umzugehen.

Will man die Erfolgschancen unserer wissenschaftlichen Medizin und die der indianischen Medizin miteinander vergleichen, so hängt sehr viel von der Definition des Begriffes ‚Krankheit' ab. Wenn man psychische/psychiatrische und geistige Störungen (evtl. auch soziale und religiöse Störungen) in den Krankheitsbegriff einbezieht, dann ist indianische Medizin wahrscheinlich erfolgreicher als unsere Schulmedizin. Versteht man jedoch unter dem Begriff ‚Krankheit' vor allem die Folgen von Unfällen, Infektionskrankheiten und ähnliches, dann ist unsere wissenschaftliche Medizin zweifellos erfolgreicher als die indianische. Der Medizinmann Rolling Thunder sagte, er werde natürlich einen Patienten mit einem Knochenbruch oder einem entzündeten Blinddarm zum „weißen" Arzt schicken – was nicht heißen muß, daß er selbst nicht zusätzlich eine indianische Heilungszeremonie an ihm vollzieht, die dann ihre spezifische psychotherapeutische und soziale Wirkung tun kann.

Kalifornische Indianer sprechen von Krankheiten der Weißen (die am besten durch weiße Ärzte geheilt würden) und indianischen Krankheiten (bei denen Verfahren indianischer Medizin größere Wirkung zeigten). Navajo neigen – wie gesagt – dazu, sowohl die traditionelle indianische als auch die europäische wissenschaftliche Medizin heranzuziehen. Der amerikanische Psychiater Donald Sandner, ein Kenner der Heilkunst der Navajo, schreibt zu deren Heilkunst:

Hätte ich Tuberkulose, Blinddarmentzündung oder Krebs im Frühstadium, würde ich mich rasch in die Hände der modernen Medizin begeben. Hätte ich aber eine jener Krankheiten, bei denen die Wissenschaft nicht mehr weiter weiß, etwa Krebs im Spätstadium oder ein psychiatrisches

Leiden, würde ich das symbolische Heilen der Navajo vorziehen. (S. 31)

Zwischen diesen beiden Gruppen von Erkrankungen liegt ein breites Spektrum von Krankheiten, auf dem beide Weisen der Medizin anwendbar sind. Sogar der Medizinmann Medicine Grizzlybear Lake schreibt: „Für unser Überleben sind wir alle abhängig geworden von der westlichen Medizin." (S. 117) Deshalb empfindet er seine Heilungszeremonien als „Ergänzungen" („supplemental") und seine Rolle als eine Kombination von ärztlichem und religiösem Tun, „teils Priester, teils Psychologe, teils Arzt – doch immer spirituell im Kern." (ebd.)

Wie gesagt: Die Schulmedizin konzentriert sich darauf, die Krankheit mit ihren Symptomen zu heilen, während die indianische Medizin versucht, die Ursachen der Krankheit in der Gesamtstruktur der Person in den Griff zu bekommen. Außerdem sollte man bei solchen Vergleichen nicht vergessen, daß wohl die meisten aller Krankheiten ohnehin ausheilen – unabhängig davon, ob nun indianische oder „weiße" Medizin angewendet wird. In diesem Zusammenhang ist nochmals auf den Placebo-Effekt hinzuweisen. Er ist in unserer Schulmedizin wahrscheinlich nicht weniger bedeutsam als bei indianischen Krankenheilungen (vgl. Kapitel 2).

Schließlich ist mit Bezug auf die Heilerfolge religiöser Heilungszeremonien auch folgendes zu bedenken: Es gibt im Raum von Spiritualität und Religion Wirkungen, die man nicht erklären kann. So erfolgen möglicherweise Spontanheilungen bei psychisch bedingten Erkrankungen, wenn es dem Patienten gelingt, sich in einer bestimmten Situation in einer besonderen Weise für Einflüsse, Einsichten oder Wahrnehmungen zu öffnen, die ihn aus der Alltagsroutine herausreißen und eine starke Wirkung auf sein

Inneres ausüben. Es kann im Leben eines Menschen Momente geben, in denen bestimmte Dinge sich für ihn häufen, überlagern, aufdrängen, ihn empfänglich und bereit machen für etwas Neues und Besonderes. Vielleicht handelt es sich um Augenblicke persönlicher Krisen, vielleicht um eine mystische Schau. Es kann dabei durchaus offen bleiben, ob in solchen Fällen das Bewußtsein durch Einsichten von außen beeinflußt wird oder ob innerhalb des Bewußtseins besondere Kräfte wirksam werden – oder ob sich Erfahrungen überlagern, die nur durch eine besondere Aufgeschlossenheit, eine „Verwundbarkeit", möglich sind. Dann hört eine Jeanne d'Arc die Stimme der heiligen Katharina, Bernadette vernimmt Worte der Mutter Maria; der Navajo-Soldat aus Vietnam erfährt die Hilfe seines Schutztieres – und der Psychologe deutet alles als ein psychisches Phänomen, tut es vielleicht als Einbildung ab. Das sind unterschiedliche Muster oder „Patterns", die durch die Wahrnehmungskriterien des jeweiligen kulturellen Rahmens vorgegeben, also kulturgebunden sind.

Das zugrundeliegende Phänomen mag also bei all diesen Fällen das gleiche sein. Es wird nur von dem, der es erlebt, jeweils unterschiedlich wahrgenommen. Jeder Mensch steht in einem bestimmten kulturellen und religiösen Kontext und kann seine Erfahrungen nur in diesen Kontext einordnen, weil sie für ihn nur so sinnvoll, verständlich und handhabbar werden. Auch das indianische Verständnis von Verhexungen als Ursache für Krankheiten gehört in diesen Zusammenhang des spezifischen kulturellen und religiösen Rahmens. Ob letzten Endes dann mythische indianische Erklärungen von Hexerei oder christliche Berichte von Heiligenerscheinungen für den einzelnen Menschen überzeugender sind als Erklärungen über innerpsychische Vorgänge und Widerstände – das hängt wieder von den kulturellen Verständnisbedingungen des einzelnen ab. Allgemeingültige Maßstäbe und eindeutige rationale Erklärungsmuster lassen sich in vielen Fällen nicht gewinnen.

Angesichts der Dominanz der euro-amerikanischen Kultur in Nordamerika ist es kaum verwunderlich, daß die Zahl der Schamanen, der Medizinmänner und -frauen, ebenso die der Heilungszeremonien und der Heilungen bei nordamerikanischen Indianern heute drastisch zurückgeht. Deshalb sprechen Fachleute wie J. E. (University of Arizona in Tucson) und J. B. (Schulplanungsleiter in Rough Rock auf der Navajo-Reservation) ebenso wie manche Indianer davon, daß es möglicherweise in 20 oder 30 Jahren kaum noch eine indianische Medizin in Nordamerika geben wird. Heute schon ist die Ausbildung zum Medizinmann auf der Navajo-Reservation bei einem gefährlichen Tiefstand angelangt. Es gibt nur noch sehr wenige junge Leute, die mit einem Medizinmann herumreisen und von ihm die Praxis der Heilungszeremonien lernen. Die äußeren Reglementierungen und Zwänge der modernen Ökonomie, die sich auch auf den Reservationen zunehmend breitmachen (z. B. in Form von Lohnarbeit), lassen es kaum noch zu, daß sich ein junger Indianer jahrelang einer solchen Ausbildung widmet.

Bisher sind bei den Navajo eigene Medizinleute für die Diagnose zuständig (die sogenannten „hand-tremblers"). Andere sorgen für die Therapie („singers", „chanters" oder „ceremonialists"); aber auch da gibt es ausgeprägte Spezialisierungen je nach Krankheit und erforderlichem Ritual. Der Ethnologe J. E. vermutet, daß in Zukunft einige Diagnostiker selbst die eine oder andere kürzere Heilungszeremonie lernen und so beides – Diagnose und Therapie – auf verkürzter Basis miteinander verbinden werden. So könnte sich aus Teilen eines einstmals umfassenden und integrierten Heilsystems eine Art Volksmedizin entwickeln. Der zunehmenden Spezialisierung in unserer Medizin stünde dann eine Rücknahme der Spezialisierung in der indianischen Medizin gegenüber. Bereits heute zeigt sich, daß mehrere Heilungsrituale auf der Reservation gar nicht mehr durchgeführt werden (z. B. Moth Way und Coyote Way); daß andere drastisch verkürzt worden sind (z. B. Mountain Way, das nicht mehr neun Nächte lang begangen wird) und daß eine Kurzform der recht allgemeinen „Blessing Way Zeremonie" der verbreitetste Heilungsritus auf der Reservation ist. Dieses Zeremoniell will nicht einzelne Krankheiten heilen, sondern umfassenden Beistand in allen Lebenssituationen bieten. Es schafft, verstärkt und feiert den Prozeß der kosmischen Erneuerung. Diese allerdings ist keine „Randerscheinung" des Universums, sondern seine wesentlichste Eigenschaft. Heilung ist dann ein Aspekt der allgemeinen steten Erneuerung der Welt.

Wenn indianische Heilungsformen in dieser Weise gegenwärtig zunehmend an Kraft und Wirksamkeit einbüßen, so ist dies ein weiteres wichtiges Anzeichen dafür, daß hier ein ganzes Weltbild gefährdet ist, daß ein eigenständiges Muster ganzheitlicher Weltdeutung im Begriff ist, dem Ansturm unserer dualistischen abendländischen Kultur zu erliegen und zugrundezugehen. Dabei hat es Jahrhunderte, sogar Jahrtausende überdauert und die indianischen Gemeinschaften in ihrem Selbstverständnis, in ihrem Weltverständnis und in ihrem Gottesverständnis erhalten und getragen.

Als Shapaqay, einer der letzten großen Schamanen der Yokut-Indianer, starb, sagte er:

Alles geht jetzt zu Ende – alle die Gewohnheiten, die Übungen, denen wir nachgingen zu unserem Heil oder zu unserer Unterhaltung. Denn es gibt jetzt nur noch wenige, die daran glauben. Und die nächste Generation wird nicht die Mühen und Leiden auf sich nehmen wollen, die notwendig sind, um diese Dinge zu bewahren. (Walker/Hudson, S. 78)

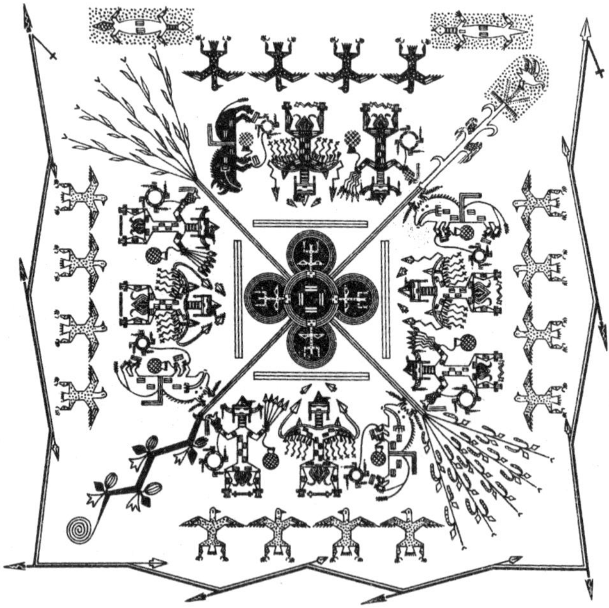

6. Hózhó: Zur Weltsicht der Navajo-Indianer

Der Begriff ‚hózhó' ist uns schon mehrmals in seiner Eigenschaft als zentraler Begriff der Navajo-Indianer begegnet. Er stellt damit zugleich einen Schlüssel für unser Verständnis der Navajo-Kultur dar. Dieser Begriff taucht immer wieder sowohl im Alltag als auch in Zeremonien und Gebeten der Navajo auf. Es gibt wohl keinen Begriff, der näher am Kern und am Herzen der Navajo-Weltanschauung läge und der ihre existentiellen Grundwerte besser umschriebe. Insbesondere bei Heilungszeremonien scheint hózhó das eigentliche Ziel zu sein.

Natürlich haben sich viele Ethnologen mit diesem Begriff beschäftigt und versucht, ihn zu verstehen. Das ist aber offensichtlich sehr schwierig, wie die Fülle der Auseinandersetzungen und die Intensität des Bemühens zeigen. Erschwert wird das Verständnis durch die Tatsache, daß hózhó ein sehr allgemeiner Begriff ist und auf viele Dinge, Situationen und Zusammenhänge angewendet werden kann. Vor allem aber findet er sich in den Schlußformeln von Gebeten und Zeremonien, die immer wieder hózhó beschwören. Der Begriff hat also auch eine Nähe zum biblischen ‚Amen'.

Eine erste vorläufige Übersetzung könnte lauten: Ordnung – Harmonie – Schönheit – Segen – Wohlergehen – Gesundheit – Ganzheit. Wir müssen uns an dieser Stelle aber ausführlicher mit diesem Begriff beschäftigen. Ich beziehe mich dabei auf persönliche Gespräche mit Indianern sowie auf die Untersuchungen verschiedener Ethnologen und vor allem auf das Buch „The Main Stalk" von John R. Farella. Dabei geht es sowohl um den Begriff ‚hózhó' als auch um die immer wiederkehrende Formel „sa'a naaghái bik'e hózhó" (abgekürzt snbh).

Der amerikanische Ethnologe Gary Witherspoon schreibt (1974) zu dem Begriff ‚hózhó':

> *Bei den Navajo findet man die Schlüsselworte in der Wendung snbh oder in der kürzeren Version einfach als hózhó ... Dieses ist nicht etwas, das nur im rituellen Gesang und Gebet auftaucht, es wird auch in der täglichen Sprache oft erwähnt. Ein Navajo benutzt dieses Konzept, um sein Glücklichsein, seine Gesundheit, die Schönheit seines Landes und die Harmonie seiner Beziehung zu anderen Menschen auszudrücken. Es wird auch benutzt, wenn man andere Menschen daran erinnern will, sorgfältig und überlegt zu handeln. Und wenn jemand beim Abschied „Auf Wiedersehen" sagt, dann sagt er häufig „hózhóógó naninán doo" = „Mögest du in Übereinstimmung mit hózhó gehen." (S. 47)*

Es ist nahezu unmöglich, den Navajo-Begriff ‚hózhó' ins Englische oder ins Deutsche zu übertragen, da er eine außerordentlich umfassende Bedeutung hat: Er meint das Universum, die Welt, den Menschen, die Natur, Zeit und Raum, die Schöpfung, das Wachstum, die Ordnung, den Lebenszyklus. Die Synthese all dieser Bedeutungselemente wird dann durch die Wendung snbh ausgedrückt. Man kann also sagen, daß in diesen Worten konzentriert ist, was Navajo-Philosophie und Navajo-Weltanschauung ausmacht. In gewisser Weise gilt: snbh ist „das Ganze".

Alle Zeremonien haben als vorrangiges Ziel, den Zustand des snbh wiederherzustellen; die Lebensaufgabe eines Navajo ist es, sich in diese universale Harmonie, in Glück und Schönheit einzuschwingen, „das Ganze" zu gewinnen.

Die zentrale Navajo-Segenszeremonie, die im Englischen als „Blessing Way" bezeichnet und als Zentrum der Philosophie der Navajo verstanden wird, trägt in der Navajo-Sprache das Wort hózhó in sich, denn sie heißt: hózhóóji. Zugleich ist diese Zeremonie das zentrale Schöpfungsritual der Navajo.

Das Wort hózhó besteht aus dem Stamm -zhó und der Vorsilbe hó-. Der Stamm bezeichnet Schönheit, Qualität, Ordnung. Er bezieht sich auf das Wesen dessen, was wir als positiv empfinden. Manche Ethnologen sagen, daß der Begriff alles umfaßt, was ein Navajo als gut ansieht; also Harmonie, Güte, Vollkommenheit, Erfolg, Wohlbefinden, Ordnung. Die Vorsilbe hó- bezieht sich nach Witherspoon in einer umfassenden Weise auf alles Umgebende, also auf das Universum als ein Ganzes. Danach bezeichnet der Begriff ‚hózho' dann das Positive, das Ideale in seinem umfassendsten Bezug und Zusammenhang. – Der Gegenbegriff wäre hóchxó, der das Häßliche, das Unglückliche, das Unharmonische in seinem umfassendsten Bezug benennt.

Der Gegensatz zwischen den Begriffen hózhó und hóchxó darf jedoch nicht im Sinne eines Dualismus verstanden werden. Dies würde dem ganzheitlichen Charakter der Weltanschauung der meisten Indianer und auch der Navajo widersprechen. Aus diesem Grund ist es angemessener, sowohl ‚hózhó' als auch ‚hóchxó' als Teile eines übergeordneten Ganzen zu deuten. Die Begriffe bezeichnen dann nicht mehr einander ausschließende Gegensätze; sondern einander ergänzende, also komplementäre, aufeinander bezogene Gegensätze. Beide Begriffe stehen dann nicht in einem dualistischen, sondern in einem dualen oder polaren Verhältnis zueinander. Man könnte auch sagen: Beide Begriffe zusammen bezeichnen den Prozeß, den das Universum in seiner Entwicklung durchläuft. In diesem Prozeß gibt es zwar Konflikte und Kämpfe, doch diese finden nicht zwischen Gott und Satan statt, nicht zwischen Himmel und Hölle, zwischen dem absolut Guten und dem absolut Bösen. Es geht deshalb auch nicht um Eliminierung und Vernichtung des jeweils anderen, sondern um eine Versöhnung beider Pole auf einer höheren Ebene. Konflikte sind Entwicklungsprozesse, keine Vernichtungsstrategien. (Es lohnt sich, einen Augenblick innezuhalten und unser überwiegend dualistisches, antagonistisches, oftmals von unversöhnlichen Gegensätzen bestimmtes abendländisches Grundwertegerüst im Rahmen der europäischen Geschichte zu bedenken!)

Man kann das Navajo-Universum auch so verstehen: Etwas, das gut ist, ist unter Kontrolle; etwas, das schlecht ist, ist nicht unter Kontrolle. Beide, das Schlechte und das Gute, beeinflussen das Universum. Zwischen diesen beiden Polen liegt hózhó, das also ein Konzept des Ausgleichs, der Balance, des Gleichmaßes, des Segens bezeichnet. Hózhó steht danach nicht einfach für das Gute und gegen das Schlechte. Vielmehr: Wenn die *mit*einander (nicht *gegen*einander) ringenden Pole des Universums in einem Zustand des Gleichgewichts und der Balance sind, dann ergibt sich hózhó: Friede, Gesundheit und Segen. Man wird dann die verschiedenen Kräfte wohl nicht mehr als „gut" und „schlecht" bezeichnen können, da beide zueinander gehören; einander bedingen. Nicht ethische Kategorien („gut", „böse") stehen im Zentrum der Weltanschauung der Navajo – und anderer Indianer, – sondern „kosmische" Kategorien: „ausgewogen", „ausgeglichen", „in Balance".

Schlüsselworte für die Navajo bleiben jedoch ‚hózhó'

und die Wendung snbh. Diese Begriffe umfassen also den Gegenbegriff ‚hóchxó' gewissermaßen auf einer höheren Ebene. ‚Hózhó' und snbh bedeuten letztlich: vollständig zu sein, ganz zu sein.

Da der Begriff ‚hózhó' zugleich das Ziel einer jeden Heilung und einer jeden Heilungszeremonie beschreibt, bedeutet Heilung nach diesem Navajo-Verständnis letztlich nichts anderes als: einen Menschen wieder vollständig zu machen, ihm seine Ganzheit zurückzugeben, ihn wieder „ganz" sein zu lassen. Krankheit ist nach diesem Verständnis dann ein Nicht-ganz-Sein, ein Gebrochen-Sein, ein Nicht-sich-in-Übereinstimmung-Befinden. Dabei verläuft die Bruchlinie, die das Ganz-Sein verhindert, entweder zwischen dem Ich eines Menschen und seinem Leib (zwischen Körper und Seele) oder zwischen dem menschlichen Ich und der Welt – und damit auch zwischen dem Ich und den die Welt bewohnenden, erfüllenden und bestimmenden Geistwesen. Der Medizinmann und sein Tun sollen diesen Bruch heilen, sollen die Vollständigkeit, also die Ganzheit, wiederherstellen.

„Krank zu sein" bedeutet, daß hózhó und „sa'a naaghái bik'e hózhó" nicht existieren. „Ganz zu sein" bedeutet, daß hózhó und „sa'a naaghái bik'e hózhó" gegeben sind; daß man also wieder gesund ist. Das heißt nicht immer, daß der einer Krankheit vorhergehende Zustand wieder hergestellt wird. Es kann auch bedeuten, daß ein Übergang in einen neuen Lebensabschnitt stattgefunden hat, der zu einem Bruch gegenüber dem früheren Leben führt. Deshalb werden (nicht nur bei Indianern, sondern zum Beispiel auch bei uns) solche Übergänge durch Segensrituale begleitet, damit eine neue Ganzheit entsteht: in unserer Kultur etwa durch die Initiationsriten der Konfirmation/ Firmung, der Eheschließung oder die Begräbnisrituale (vgl. Kapitel 10).

In unserem Zusammenhang aber geht es natürlich um Gebrochen-Sein und Wieder-ganz-Werden in bezug auf Krankheit und Krankenheilung. Versuchen wir, die Formel „sa'a naaghái bik'e hózhó" wörtlich zu verstehen, so bedeuten die ersten beiden Worte etwa „in hohem Alter einherschreitend" und die beiden letzten Worte etwa „in Übereinstimmung mit hózhó". Die ganze Formel wird oftmals verkürzt verstanden und gedeutet als „inneres Gleichgewicht und ein langes Leben" oder „langes Leben und Glücklichsein/Harmonie/Wohlergehen" oder „in hohem Alter in Harmonie einherschreitend".

Ich habe bereits darauf hingewiesen, daß solche Übersetzungen unbefriedigend und unvollständig sind. Auch der Sonnenaufgang und der Sonnenuntergang tragen in sich das, was snbh besagt. Es ist die Kraft der Erneuerung, der Wiederbeseelung, der Verjüngung, der Ganzwerdung, die mit dieser Formel angesprochen ist. „Sa'a naaghái bik'e hózhó" ist so allgemeiner Natur, daß alles im Universum darauf bezogen werden kann. Allerdings steht „Leben" im Mittelpunkt dieser Formel. Da jedoch nach dem Verständnis der Navajo alles Seiende mit Lebenskraft erfüllt ist, gibt es nichts, das nicht grundsätzlich durch diese Formel angesprochen werden kann. Denn nichts im Universum ist grundsätzlich ohne Leben und damit ohne Wohlergehen, ohne Erfülltheit, ohne Segen, ohne Schönheit.

Die Formel snbh bezeichnet die zentralen lebenserhaltenden Kräfte des Universums, die Kraftquellen, welche ‚hózhó' für ein lebendiges Universum erzeugen. Alle Zeremonien der Navajo versuchen, eben diese Kraftquellen zu aktivieren und dadurch jene vollständige und ganze Welt wiederherzustellen, die mit der Wendung „sa'a naaghái bik'e hózhó" gemeint ist. Aufgabe des Menschen ist es, mit dieser universalen, (Harmonie, Glück und Schönheit sichernden) Kraft verbunden zu bleiben – oder die Verbindung zu ihr wieder herzustellen. Das ist es, was seinem Leben letztlich Sinn verleiht, seinem Verhalten Richtung, seiner Seele Zufriedenheit.

Wenn also ‚hózhó' Vollständigkeit, Ganzheit und Überwindung der Gebrochenheit bedeutet; wenn die Formel „sa'a naaghái biké hózhó" die zentrale lebenspendende Kraft des Universums anspricht, so werden wir im Zusammenhang dieser Gedanken auch die folgenden Worte begreifen, die auf dem Höhepunkt einer Heilungszeremonie in vielen Navajo-Ritualen erscheinen:

Sa'a naaghái bik'e hózhóón násisdlíí go, ádíshní
sa'a naaghái bik'e hózhóón,
dootídilnéehii
díí násísdlíi
hózhhó náhásdlíí
(Farella, S. 165)

Dieses Gebet meint ungefähr dasselbe wie die Formel „sa'a naaghái bik'e hózhó". Es besagt:

Ich bin wieder vollständig geworden;
ich bin wieder ganz geworden, ohne Fehler und Bruch;
ich bin wieder geworden, was ich schon häufig geworden bin;
alles um mich herum ist wieder hózhó,
ist schön, balanciert, geordnet und ganz.

Aus dem Segensritual „Blessing Way" der Navajo ist der folgende Text genommen, der den Inhalt des Begriffes ‚hózhó' poetisch und religiös darzustellen sucht:

Wo ich auch immer gehe
Schönheit, Ordnung und Harmonie (= hózhó)
erstrahlen vor mir.

So weit ich nach vorn schauen kann
breitet die Erde
ihre Schönheit, Ordnung und Harmonie aus.

Wo ich auch immer gehe
Schönheit, Ordnung und Harmonie
erstrahlen hinter mir.
So weit ich nach hinten schauen kann
breitet die Erde
ihre Schönheit, Ordnung und Harmonie aus.

Wo ich auch immer gehe
Schönheit, Ordnung und Harmonie
erstrahlen unter mir.
So weit ich nach unten schauen kann
breitet die Erde
ihre Schönheit, Ordnung und Harmonie aus.

Wo ich auch immer gehe
Schönheit, Ordnung und Harmonie
erstrahlen über mir.
So weit ich nach oben schauen kann
breitet die Erde
ihre Schönheit, Ordnung und Harmonie aus.

Wo ich auch immer gehe
Schönheit, Ordnung und Harmonie
erstrahlen um mich herum.
So weit ich mich umschaue
breitet die Erde
ihre Schönheit, Ordnung und Harmonie aus.

Die folgenden Zeilen sind der Versuch eines Abendländers, den Kern und den wesentlichen Gehalt des Navajo-Begriffes ‚hózhó' in seine Kultur und Sprache zu übertragen:

Ich segne dich in diesen Gedanken:
Friede der Seele
Freude und Gelassenheit des Herzens
Heiterkeit und Klarheit des Geistes
Kraft des Mutes und der Zuversicht
Gesundheit des Leibes
Wohlfahrt des Lebens
ein guter Tod
und ewiger Friede.

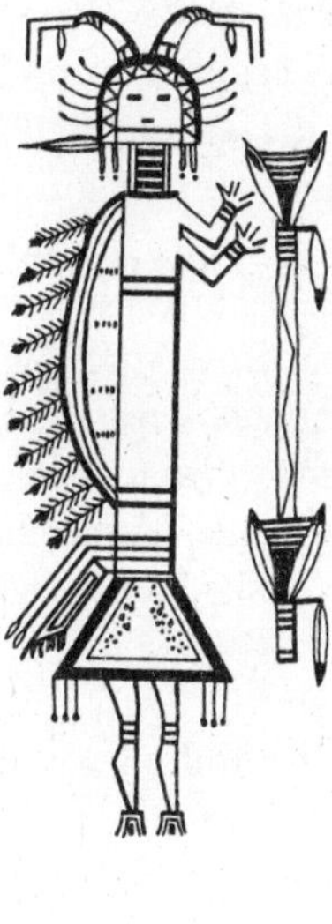

7. Eine (angebliche) Besonderheit indianischer Naturheilverfahren: Die „Ohrkerze" der Hopi-Indianer

Den meisten Lesern wird es bei der ersten Begegnung mit dem Wort „Ohrkerze" wahrscheinlich ähnlich wie mir ergehen: Man kann damit nichts anfangen. Doch es gibt inzwischen auch bei uns einige Heilpraktiker und vielleicht sogar Ärzte, die sich dieses ungewöhnlichen Heilmittels bedienen. Es heißt, daß sein Ursprung bei den Indianern Nordamerikas liege, genauer: bei den Hopi-Indianern in Arizona. Einer ihrer Medizinmänner soll eine Ohrkerze sowie Informationen über ihre Anfertigung und Anwendung an einige Weiße weitergegeben haben. Da es nach meinen Erfahrungen jedoch Hopi-Indianer gibt, die mit dem Wort „Ohrkerze" ebenfalls keine Vorstellung verbinden, muß der genaue Ursprung dieses Heilverfahrens wohl im Dunkeln bleiben.

Worum handelt es sich?

Es wird ein hohles Röhrchen aus brennbarem Material gefertigt, das eine Länge von etwa 20–30 Zentimetern und einen Durchmesser von 8–10 Millimetern hat. Ein Ende des Röhrchens wird mit einer dünnen Aluminiumfolie umwickelt. Die Zusammensetzung und Mischung des Materials der Ohrkerze wird bisher geheimgehalten. Doch

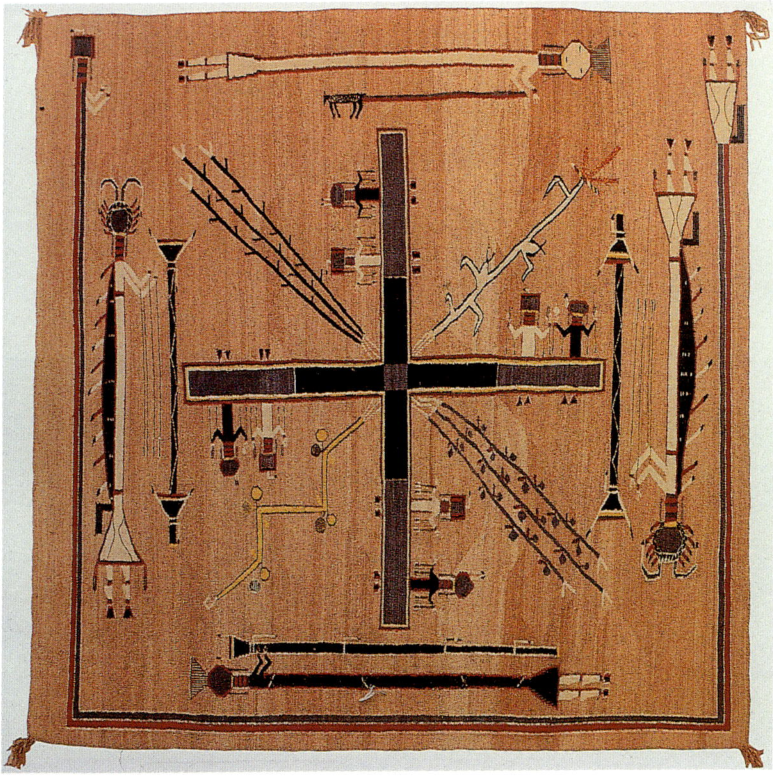

Die Welt (vgl. Seite 125)

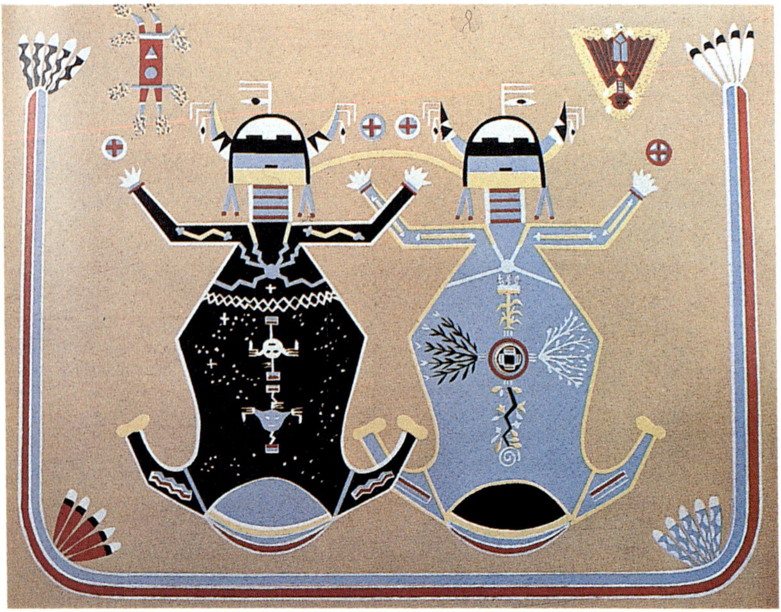

Vater Himmel und Mutter Erde (vgl. Seite 127)

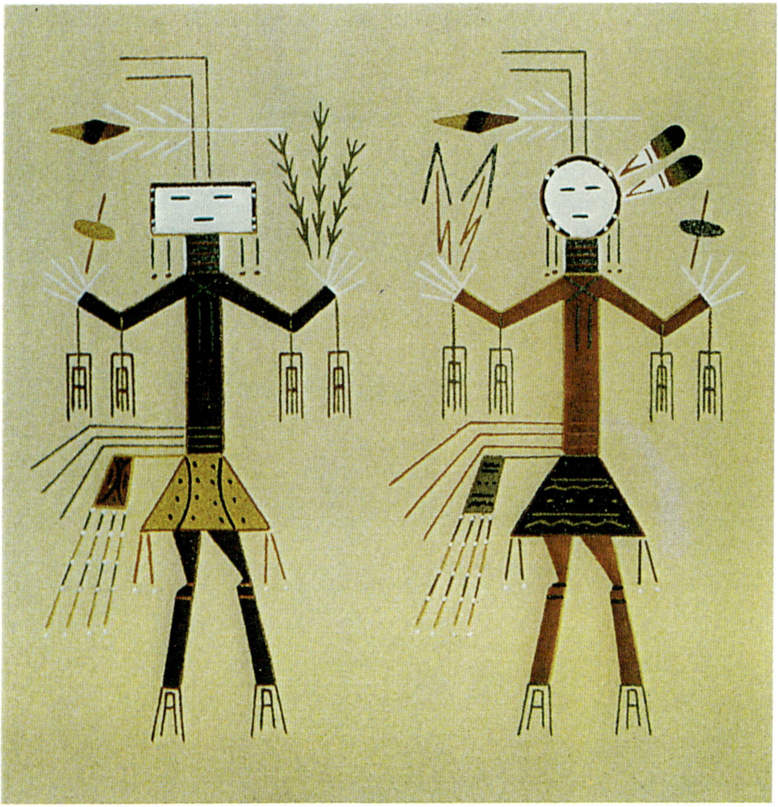

Männliche und weibliche Yei (vgl. Seite 129)

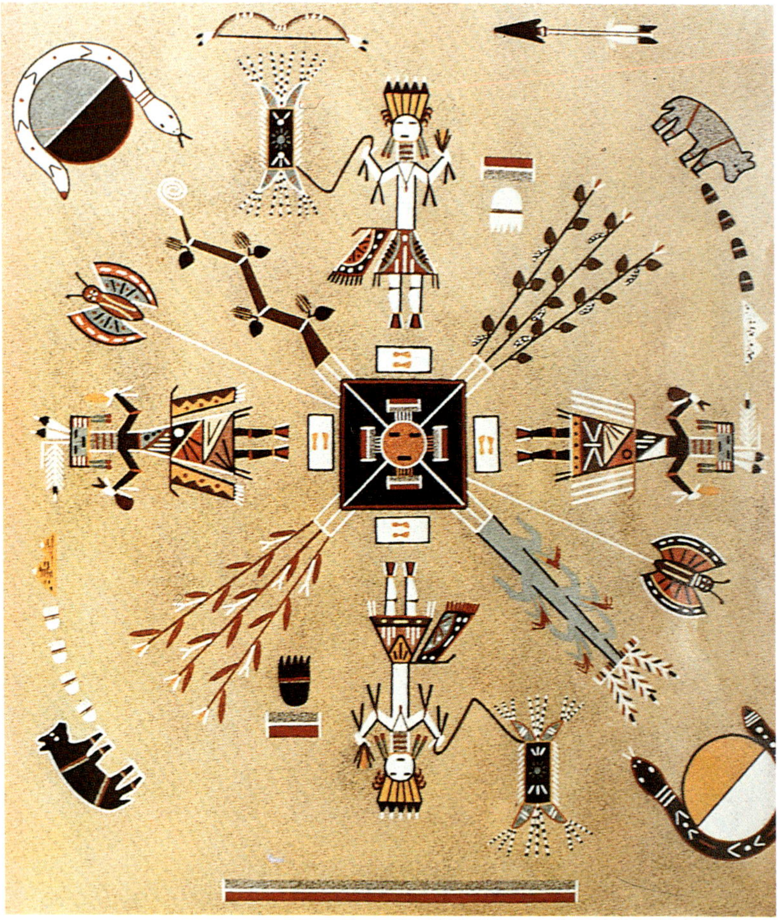

Haus des Bären und der Schlange (vgl. Seite 131)

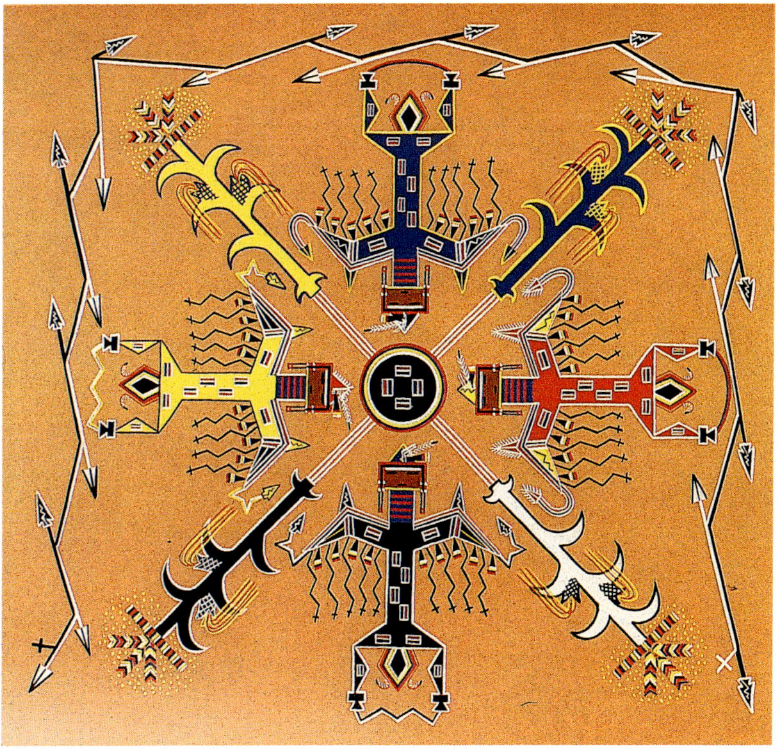

Haus der Wesenheiten des Donners (vgl. Seite 133)

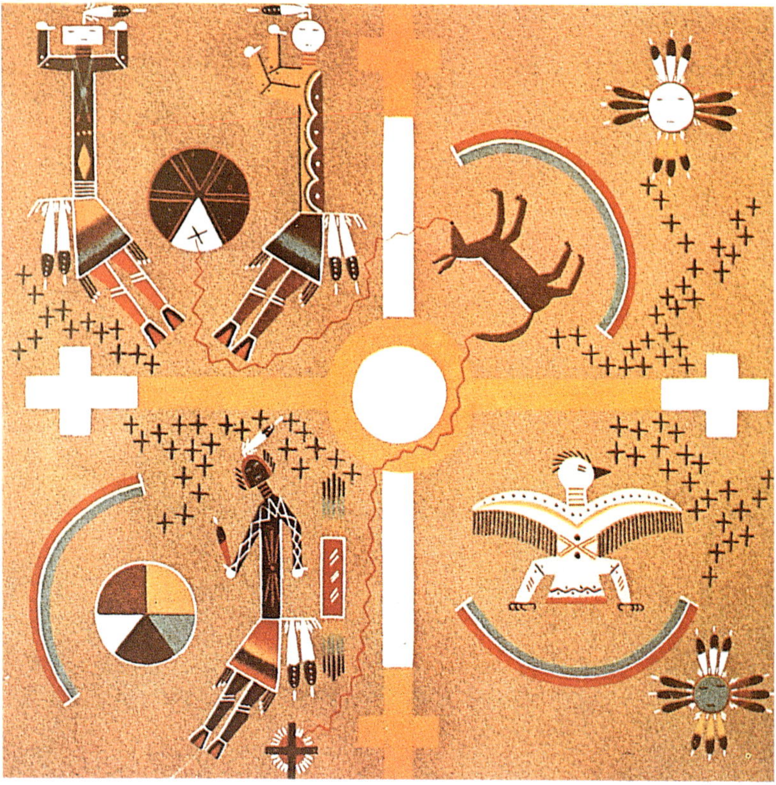

Coyote stiehlt das Feuer (vgl. Seite 134f)

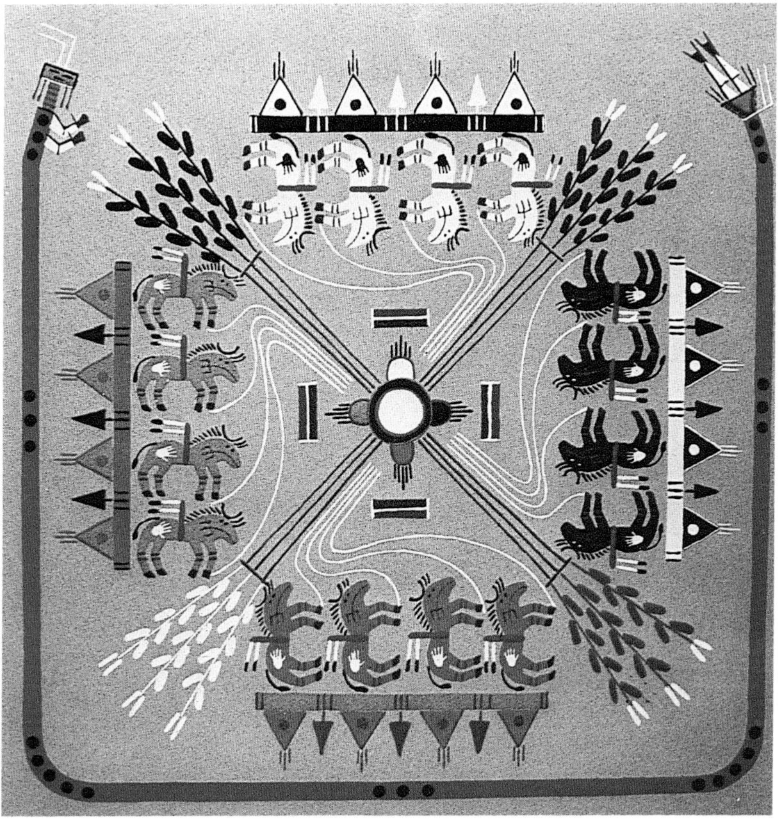

Das Sandgemälde „The Buffalo People" = „Die Wesenheiten der Büffel". Außer den heiligen Pflanzen der Navajo in den Diagonalen erkennt man die Büffel vor ihren Tipis. Die weißen Linien repräsentieren die Wege der Büffel zum lebenspendenden Wasser in der Mitte des Bildes. Die den Navajo-Indianern heilige Zahl „Vier" beherrscht dieses Bild.

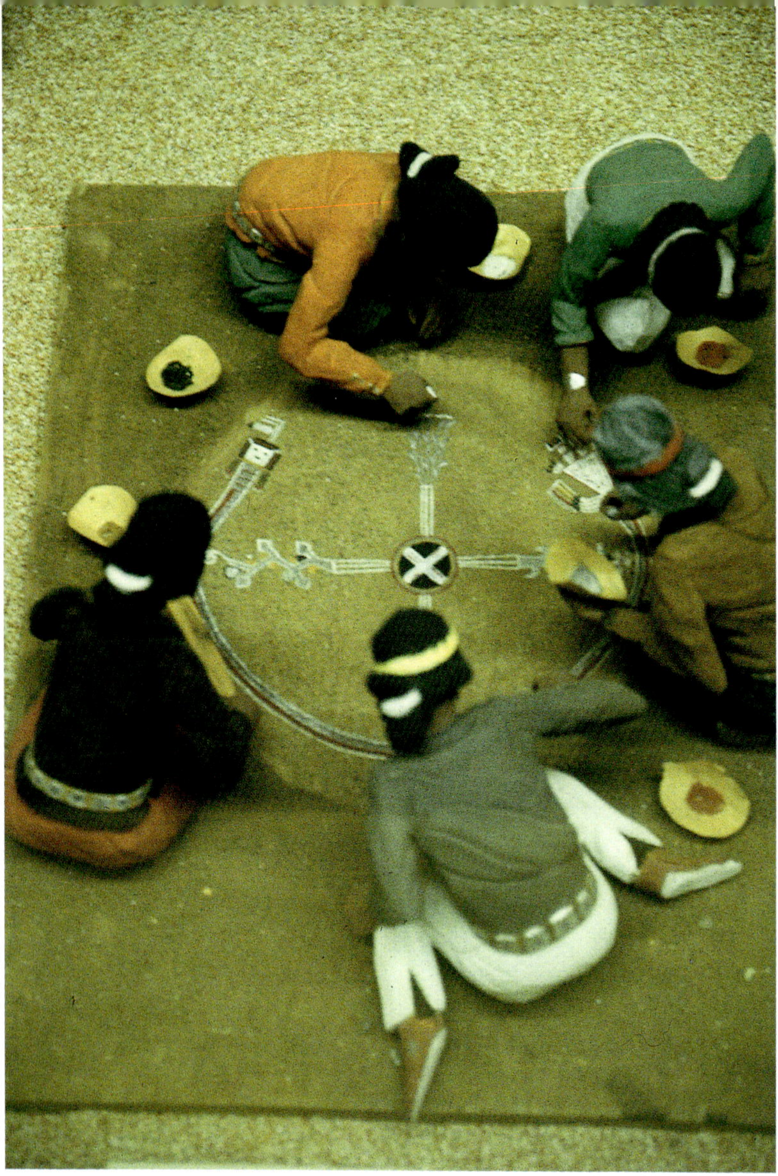

Medizinmann der Navajo mit Gehilfen bei der Anfertigung eines Sandgemäldes.

werden in der Regel dabei wohl Bienenwachs, ätherische Öle, Naturgaze und pulverisierte Heilpflanzen verwendet.

Die Anwendung erfolgt so, daß der Patient gebeten wird, sich auf ein Ohr zu legen. In das andere Ohr wird dann eine Ohrkerze mit dem Ende der Aluminiumfolie gesteckt und am oberen Ende angezündet. Dabei wirkt die brennende Ohrkerze wie ein kleiner Kamin: Es entwickeln sich in dem Röhrchen sowohl Wärme als auch ein Aufwind, der zu einem gewissen Unterdruck im Ohr selbst führt. Das Trommelfell wird entlastet. Schmutz, Staubpartikel, Ohrenschmalz und andere Ablagerungen im äußeren Gehörgang können gelöst und durch die aufsteigende Luft fortgetragen werden. Dadurch wird das Innenohr besser durchlüftet. Vor allem bei Schleimbildung infolge von Erkältungskrankheiten soll durch dieses Verfahren eine Druckentlastung des gesamten Ohr-Nasen-Rachenraumes erfolgen. Sekrete können besser abfließen. Gleichzeitig erhöht die Wärme der brennenden Ohrkerze die Durchblutung der gesamten Region. – Wenn dann die Ohrkerze zum größten Teil abgebrannt ist und die Flamme sich dem Kopf nähert, wird der Rest der Kerze aus dem Ohr genommen und gelöscht.

Für die Anwendung der Ohrkerze wird ein breites Spektrum von Symptomen angegeben: Ohrgeräusche, entzündliche Erkrankungen des Ohren-Nasen-Rachenraumes, Schwindel, Kopfschmerzen, Ohrenschmerzen, Schlaflosigkeit u. a.

Patienten bestätigen, daß durch dieses Verfahren das Ohr gereinigt wurde, daß Ohrenschmerzen gelindert und der Sekretfluß stimuliert wurden, daß Ohrgeräusche (Tinnitus) verringert sowie Migräne und Schlaflosigkeit positiv beeinflußt wurden und daß sie nach der Prozedur insgesamt ein angenehmes, leichtes und wohliges Gefühl im Kopf hatten.

Natürlich gibt es bisher keine experimentellen Untersuchungen – geschweige denn Doppel-Blindversuche – über die meßbare Wirksamkeit dieses Heilverfahrens. Wie viele andere Methoden gehört auch die Anwendung der Ohrkerze zu den alternativen Heilformen, deren Wirksamkeit durch Erfahrung belegt ist, bei denen man aber nicht auf klinische Studien der Schulmedizin verweisen kann. Doch sogar die ARD-Fernsehreihe „Sprechstunde" hat sich am 31. Januar 1995 dieses Themas angenommen und die positiven Erfahrungen von Patienten bestätigt.

Vermutlich spielt bei der Anwendung einer Ohrkerze neben der rein mechanisch-medizinischen Wirksamkeit auch die Zuwendung des Heilers zum Patienten, die in diesem zeitaufwendigen Heilverfahren zum Ausdruck kommt, eine wichtige Rolle: Sie erzeugt eine positive Stimmung im Kranken und trägt so auf dem Wege über die Psyche zu einer Linderung körperlicher Symptome bei. Schließlich fordert und fördert das Verfahren eine große persönliche Nähe zwischen Patient und Heiler. Beruhigende, aufbauende und stabilisierende Übertragungen zur Psyche des Patienten sind also zu erwarten. Fürsorglichkeit fördert die Entspannung. – Es kommt hinzu, daß es sich bei der Anwendung von Ohrkerzen um ein ungefährliches Verfahren handelt.

Darum dürfte kaum etwas dagegen sprechen, solche ungewöhnlichen Heilverfahren näher kennenzulernen und ihre Wirksamkeit in unserer Kultur zu erproben. Andererseits versteht es sich von selbst, daß aus Sicherheitsgründen immer eine zweite Person bei der therapeutischen Anwendung einer Ohrkerze anwesend sein muß und daß bei akuten und schweren Erkrankungen des Ohr-Rachenraumes diese sanfte alternative Methode nur zur Ergänzung anderer Heilverfahren eingesetzt werden darf.

8. Indianische Pflanzenheilkunde (Phytotherapie)

Im Rahmen dieses Buches ist es nicht möglich, einen größeren Teil der vielen Pflanzen zu besprechen, die von den verschiedenen Indianervölkern im Laufe der Zeit zu Heilzwecken benutzt worden sind. Indianer – zumal indianische Medizinmänner – besaßen ein sehr umfangreiches Wissen um die Heilwirkungen einzelner Pflanzen und vermochten dieses Wissen auch bei Krankenheilungen praktisch umzusetzen – entsprechend der Grundeinstellung: „Alles, was einer Person zustößt, kann geheilt werden. Wir kommen aus der Erde, und die Erde hält Heilmittel für alles bereit." (Vernon Cooper, Lumbee-Indianer)

Das große Wissen mittel- und südamerikanischer Indianer über die Heilwirkungen unzähliger Pflanzen ihrer Welt wird inzwischen auch von unserer Schulmedizin anerkannt. Allerdings werden wir uns beeilen müssen, diesem Wissen Dauer zu verleihen – es also einerseits niederzuschreiben und andererseits die betreffenden Pflanzen zu schützen – wenn wir verhindern wollen, daß es für immer aus dem Wissensschatz der Menschheit verschwindet. Denn sowohl die Träger dieses Wissens von den Heilkräften der Pflanzen als auch die Pflanzen selbst – und damit ihre einmalige genetische Struktur – sind vielfach akut vom Aussterben bedroht.

Unsere Aufmerksamkeit gilt hier vor allem Nordamerika. Allein auf diesem Teilkontinent lebten – und leben – mehrere hundert indianische Völkerschaften. Darüber hinaus hat sich in diesem riesigen Land mit unterschiedlichen klimatischen Verhältnissen natürlicherweise auch eine unterschiedliche Flora in den verschiedenen Regionen herausgebildet. So kam es, daß sehr verschiedene Pflanzen in den einzelnen Regionen als Heilmittel gegen die gleichen Krankheiten verwendet wurden. Gleichzeitig wurde die gleiche Pflanze von verschiedenen Völkern gegen verschiedene Leiden eingesetzt. Ihre Kenntnis der Natur und ihre ausgeprägte Beobachtungsgabe kam ihnen dabei natürlich sehr zustatten. Um das Jahr 1880 beschäftigte ein Apotheker in Santa Barbara (Kalifornien) eine Gruppe von Indianern damit, Heilpflanzen in den umliegenden Bergen zu sammeln. Der Apotheker verarbeitete diese Pflanzen zu Tees und anderen Heilmitteln, die er im ganzen Land – bis nach New York – verkaufte.

Die nachträgliche chemische Analyse indianischer Heilpflanzen hat in vielen Fällen wissenschaftlich begründet, was Indianer aus praktischem Umgang und durch Empirie erkannt hatten. Die Indikationen für den Einsatz bestimmter pflanzlicher Mittel ließen sich in vielen Fällen empirisch bestätigen. Unsere wissenschaftliche Medizin bedient sich deshalb mancher Heilpflanzenextrakte (Phytopharmaka), die bei Indianern, diesen „größten Teetrinkern der Menschheit" (H.J. Stammel), bereits eine lange Tradition hatten.

Zur Gesundheitsvorsorge von Indianern gehört(e) außer häufigem Teetrinken sowie gelegentlichem (und manchmal unfreiwilligem) Fasten vor allem auch das weitverbreitete Schwitzbad, das unserer Sauna ähnelt. Es findet in eigens errichteten Schwitzhütten aus Weidenruten, Holzbohlen, Erdschollen und/oder Decken und Fellen statt. Im Sinne indianischer Ganzheitskonzepte dient jedoch der Besuch des Schwitzbades nicht nur der körperlichen Reinigung und Ertüchtigung, sondern ist zugleich ein religiöser Akt. Ein Schwitzbad ist häufig die Einleitung zu einem

Ritual, dient also auch einer geistigen und seelischen Reinigung und soll den Menschen zur Übereinstimmung mit sich selbst, mit anderen Menschen und mit den kosmischen Kräften führen.

Dabei haben auch Pflanzen und Kräuter einen wichtigen Zweck: Sie werden mit heißem Wasser übergossen, und man atmet ihre Dämpfe ein. Insofern spielt das indianische Schwitzbad auch in der Pflanzenheilkunde eine Rolle. Darüber hinaus ist das Schwitzen ein sozialer Akt: Meist findet sich eine Gruppe von Menschen in der Schwitzhütte ein; sie singen Lieder, sprechen Gebete oder erzählen einander Geschichten. Die Bedeutung der Gemeinschaft wird dabei durch immer wiederkehrende Formulierungen unterstrichen, die stets von neuem das Einssein dieser Menschen betonen.

Aufschlußreich für die Beziehung von Indianern zur Natur ist die Art und Weise, in der sie – vor allem die Medizinmänner – die Heilpflanzen sammel(te)n. Da für sie alle Gegenstände der Welt eine Geistnatur besitzen und da der Mensch in das enge Geflecht gegenseitiger spiritueller Beziehungen und Abhängigkeiten eingewoben ist, ist es nicht möglich, die benötigten Pflanzen einfach zu pflücken. Eine derart herrscherliche Attitüde seinen Mitgeschöpfen gegenüber steht dem Menschen nicht zu. Auch gibt es nach indianischem Verständnis natürlich keine Un-Kräuter, da jede Pflanze ihren Zweck und Sinn hat und deshalb zu achten ist. Man muß also den Pflanzen erklären, wozu man sie benötigt, und sie um die Erlaubnis bitten, sie pflücken zu dürfen, „sonst hilft ihre Kraft nicht" (ein Navajo).

Nach indianischer Auffassung wird die Balance in der Natur gestört, wenn der Mensch nur nimmt, nicht aber gibt. Aus diesem Grund sollte der Medizinmann dort, wo er Pflanzen nahm, eine kleine Gabe hinterlassen: etwas Maismehl, etwas Tabak, gelegentlich auch eine Münze.

Wenn du Kräuter sammeln gehst, sprich deshalb aus: Ich benötige dieses Kraut, um mit seiner Hilfe die Krankheit eines anderen zu heilen. Erkläre dem Kraut, warum du es pflückst und was du von ihm erwartest. Geh nicht hin und greife danach. Gib ihm Zeit, sich anzuhören, was du zu sagen hast, bevor du es pflückst. Versichere der Pflanze, daß auch du deinen Körper Mutter Erde zurückgeben wirst, so daß das Leben auf der Erde weitergehen kann und der Kreislauf geschlossen bleibt. (zit. nach H. J. Stammel, S. 89)

Zu dem Kreislauf des Lebens gehört also auch der Mensch, jedenfalls sein Leib. Deshalb sahen (und sehen) es Navajo mit Abscheu, wenn ein Toter durch einen Sarkophag oder gar durch von außen eingebrachte Chemikalien und Einbalsamierung vor der natürlichen Auflösung und Rückkehr zur Erde bewahrt werden soll. Ihrer Sitte entsprach es, einen Toten in seinem Haus zu belassen – das damit auch der Auflösung und der Rückkehr zur Erde anheimgegeben wurde – oder ihn einfach zu beerdigen.

Der Gedanke vom Kreislauf des Lebens kommt in folgendem indianischen Gedicht beispielhaft zum Ausdruck:

Ich habe das Reh getötet.
Ich habe den Grashüpfer zerdrückt
und die Pflanzen, von denen er lebt.
Ich habe durch das Herz von Bäumen geschnitten,
die alt und gerade wuchsen.
Ich habe Fische aus dem Wasser
und Vögel vom Himmel genommen.
In meinem Leben
habe ich den Tod gebraucht,
damit mein Leben sein kann.

Wenn ich sterbe,
muß ich den Wesen Leben geben,
die mich ernährt haben.
Die Erde empfängt meinen Körper
und gibt ihn den Pflanzen
und den Raupen,
den Vögeln
und den Kojoten.
Jedem zu seiner Zeit –
so daß der Kreislauf des Lebens
niemals durchbrochen wird.

Der Medizinmann Medicine Grizzlybear Lake übermittelt folgendes Gebet, das er beim Sammeln von Pflanzen zu sprechen pflegt:

Ich erscheine vor euch, ihr Pflanzenwesenheiten, mit einem guten Herzen und bitte um eure Hilfe. Ich weiß, daß ihr am Anfang der Zeit hier auf die Erde gesetzt wurdet, um den Menschenwesen zu helfen. Ihr seid Heiler. Es tut mir leid, daß ich euer Leben nehmen muß, aber nach alter Sitte und altem Gesetz biete ich euch diesen Tabak und dieses Gebet als Ausgleich an. Ich bitte eure ganze Familie und alle eure Verwandten in der Natur um die Erlaubnis, euer Leben zu nehmen, und ich biete auch ihnen Ausgleich an. Ich bitte, daß euer Geist, euer Leib und eure Seele den Geist, den Leib und die Seele des Patienten heile. (S. 152)

Wer sich einen umfassenden Überblick über indianische Heilpflanzen und ihre Wirkweisen verschaffen möchte, muß zu Büchern greifen, die sich ausschließlich mit diesem Thema beschäftigen. Dazu gehören u. a. das wiederholt zitierte Werk „Die Apotheke Manitous" von H. J. Stammel, der Band „Indianische Heilkräuter – Tradition und Anwendung" von Christian Rätsch und das Buch „Indianermedizin" von M. A. Weiner. – An dieser Stelle sollen und können nur einige besonders eindrucksvolle Beispiele indianischen Umgangs mit Heilpflanzen dargestellt werden.

In Kapitel 2 habe ich bereits auf den Roten Sonnenhut und das daraus gewonnene Destillat „Echinacea" hingewiesen. Hier möchte ich noch den Peyote-Kaktus erwähnen, der nicht nur zu Heilzwecken benutzt wird, sondern auch zum Zentrum einer eigenen (bei den Navajo und anderen Indianern des Südwestens sehr verbreiteten) Religion geworden ist: „Peyote Church" oder „Native American Church". Der Verzehr der Knospen dieser Kaktuspflanze ruft Halluzinationen hervor (die Pflanze enthält Mescalin und zahlreiche andere Alkaloide) und steht als „Sakrament" im Mittelpunkt des Gottesdienstes dieser Kirche. Diese stellt im übrigen eine synkretistische Vermischung aus christlichen und traditionell indianischen Motiven dar und gilt als besonders erfolgreich bei der Bekämpfung des Alkoholismus.

Viele der unten genannten Pflanzen sind nach einer erfolgreichen Prüfung durch die Schulmedizin in eine der folgenden amerikanischen Sammlungen anerkannt wirksamer Drogen aufgenommen worden: „U.S. Pharmacopoeia", „National Formulary" oder „Dispensatory of the United States". – Es versteht sich von selbst, daß man keine dieser (nur vage formulierten) indianischen Rezepturen auszuprobieren sollte, ohne einen Arzt zu befragen.

Hier einige der geläufigsten indianischen Heilpflanzen:

Stechapfel (Datura)
Diese Heilpflanze, die zugleich eine Droge ist (sie enthält das Alkaloid Atropin), wird schon jahrhundertelang von In-

dianern als Heilmittel genutzt. Von den Inkas und Azteken heißt es, daß sie aus den Samen dieser Pflanze, „die den Kopf zum Schwimmen bringt", ein berauschendes Getränk brauten, um den göttlichen Kräften des Universums näher zu sein. Die Indianer Nordamerikas haben den Stechapfel bei Entzündungen und Verbrennungen äußerlich – zur Blutauffrischung oder als Mittel der Anästhesie auch innerlich – angewendet. Im Südwesten der USA wurde der Stechapfel nach verschiedenen Berichten wiederum als Droge zum Zwecke der Erzeugung von Visionen oder Halluzinationen eingesetzt, vor allem bei bestimmten Riten und Zeremonien, um so etwa Krankheiten diagnostizieren – oder Hexen identifizieren – zu können. Die Chumash-Indianer in Kalifornien benutzten diese Halluzinationen, um während einer Heilungszeremonie ihre geistigen Helfer herbeizurufen. Es gibt Hinweise darauf, daß das vorsichtige Kauen der Wurzelspitzen des Stechapfels tatsächlich eine gewisse Bewußtseinserweiterung bewirken kann. – Manche Navajo nehmen geringe Mengen der Pflanze zum Schutz gegen Hexerei ein; die meisten von ihnen scheuen jedoch eher den Kontakt mit der Pflanze: Berichten zufolge sind verschiedentlich Menschen nach dem (unvorsichtigen) Genuß dieses Narkotikums „durchgedreht".

Andere Indianer fertigten aus Wurzeln und Blättern der Pflanze einen Brei an, der bei Verstauchungen und rheumatischen Beschwerden mit gutem Erfolg äußerlich aufgelegt wurde. Bei einigen Indianern wurde der Stechapfel auch als Aphrodisiakum angesehen und mitunter jungen Frauen des Stammes zu trinken gegeben. – Auf der Basis chemischer Untersuchungen wird der Stechapfel bei uns als eine starke Droge, ein Narkotikum angesehen, das schmerzstillend und krampflösend wirkt, wegen seiner Gefährlichkeit aber nur vom Fachmann eingesetzt werden darf.

Beinwell (Symphytium officinale)
Beinwell ist eine sehr proteinreiche Pflanze, die außerdem viel Vitamin B12 enthält. Indianer verwendeten sie zunächst einmal als Teil ihrer Ernährung in Salaten und Suppen, wenn die Blätter noch jung und frisch waren. Zur Wundheilung gab es aber auch Auflagen, die aus den Wurzeln der Pflanze hergestellt waren. Dadurch sollten Entzündungsprozesse verkürzt und Heilungen gefördert werden. In gefährlichen Fällen wurde zusätzlich zu dieser äußerlichen Anwendung auch die innere Anwendung (Beinwell-Tee) praktiziert. Darüber hinaus wurden verschiedenste Erkältungskrankheiten mit Tees aus dieser Pflanze behandelt.

Weißdorn (Crataegus)
Diese Pflanze gilt bekanntlich inzwischen allgemein als leichtes Stimulans für den Kreislauf bei schwachem Herzmuskel oder bei Herzrhythmusstörungen. Indianern sind diese Wirkungen des Weißdorn schon seit langem bekannt. Darüber hinaus verwendeten sie ihn auch bei Erkrankungen der Blase und des Harnleiters und zur Anregung der Verdauungsorgane. Manche Völker benutzten Tees aus Weißdorn als Mittel gegen Frauenbeschwerden oder – als Brei äußerlich angewendet – gegen starke Schwellungen.

Mais (Zea mays)
Mais ist/war für Indianer natürlich zunächst ein Lebensmittel, und zwar neben der Kartoffel wohl das wichtigste Nahrungsmittel, das sie der Welt gegeben haben. Mais wurde ursprünglich in Mexiko gezüchtet und kultiviert; sein Anbau breitete sich aber schnell nach Norden und Süden aus. Verschiedene Indianervölker im Südwesten der USA (Hopi, Pueblo, Navajo, Apachen) betrachteten (und betrachten zum Teil noch heute) Mais als das wichtigste

Nahrungsmittel überhaupt. Deshalb wurde der Mais – als Gabe Gottes an die Menschen – auch zum Zentrum einer intensiven kultischen Verehrung. Noch heute wird bei jeder Hopi-Zeremonie handgemahlenes Maismehl in vielfältiger Weise gebraucht, vergleichbar dem Gebrauch des Weihwassers in katholischen Gottesdiensten. Die Hopi-Indianer legten/legen vielfach einem neugeborenen Kind zwei makellose Maisähren in die Wiege, ein symbolischer Ausdruck des Wunsches, daß dieses Kind bis in sein hohes Alter immer Mais zu essen haben möge. – Bei den Omaha durfte ein Mörder nicht mit einem Maisfeld in Berührung kommen. Man fürchtete, daß seine Gegenwart den Pesthauch der Fäulnis bringen und so eine Hungersnot verursachen könnte.

Doch Mais ist nicht nur ein wertvolles Nahrungsmittel, sondern wurde von Indianern auch um seiner medizinischen Wirkung willen geschätzt. So wurden grobgemahlene Maiskörner als Heilmittel bei Herzbeschwerden und zur Förderung des Milchflusses bei stillenden Müttern eingesetzt. Die Irokesen wandten Maisbrei-Umschläge an, um entzündliche Abszesse rascher reifen zu lassen; solche Umschläge galten aber auch als heilsam bei Brandwunden.

Lebensbaum (Thuja occidentalis)

Die innere Rinde des Lebensbaumes wurde von Indianerfrauen zu einem Tee aufgebrüht, um damit die Menstruation zu fördern. Es sei aber darauf hingewiesen, daß die ätherischen Öle, die aus dem Lebensbaum gewonnen werden, giftig sind und bei unvorsichtiger Dosierung zu Krämpfen und Schlimmerem führen können. Umschläge aus den Zweigspitzen des Lebensbaumes wurden gegen Herzbeschwerden angewendet, ein Tee aus den gekochten Blättern dagegen als schweißtreibendes Mittel.

Amerikanischer Ginseng (Panax quinquefolium)
Diese unauffällige Wildpflanze wächst im Schatten großer Laubmischwälder Nordamerikas und wurde lange vor der Ankunft der Weißen in Nordamerika von vielen indianischen Völkern als Heilmittel geschätzt und genutzt. In der Sprache der Cherokee-Indianer heißt sie „Pflanze des Lebens". Ihre Wurzel wurde bei Krämpfen, bei Lähmungen, bei Koliken, bei Schwindelanfällen und generell als Stärkungsmittel angewendet. Die Creek-Indianer stillten mit der zerkleinerten und zerstoßenen Wurzel des Ginseng blutende Wunden, während die Pawnee-Indianer die Pflanze schon als Liebestrank schätzten, eine Funktion, die ihr ja auch heute noch in unserer Kultur eine gewisse Bekanntheit verleiht. Andere Indianer, wie die Delaware oder die Mohikaner, betrachteten den wilden Ginseng als ein besonders wertvolles Allheilmittel, das in der Lage war, die unterschiedlichsten Leiden zu kurieren.

Gelbe Nachtkerze
(Oenothera albicaulis und Oenothera brevipes)
Die Gelbe Nachtkerze ist inzwischen der Stolz vieler Gartenbesitzer auch hierzulande. Nicht nur das zarte Zitronengelb ihrer Blüten fasziniert Blumenliebhaber, sondern vor allem auch die Tatsache, daß sich diese Pflanze dem Tagesrhythmus widersetzt: Die Blüten öffnen sich nicht am Morgen mit der Sonne, sondern abends, wenn die Sonne untergeht. Sie zeigen dann ihre großen, weichen und seidigen Blütenblätter der dunklen Nacht, welken aber mit dem Heraufkommen der Sonne am nächsten Morgen.

Diese ungewöhnliche Pflanze stammt ursprünglich aus Amerika und soll von den Algonkin-Indianern gegen Hautkrankheiten eingesetzt worden sein. Andere Indianer aßen die Stengel und Blätter dieser Pflanze. Ihre Pfahlwurzeln sind zunächst hart, werden aber fleischig, wenn sie gekocht sind und sollen bei Indianern in dieser Form als besondere Kraftspender beliebt gewesen sein.

Da neben den Wurzeln, Stengeln und Blättern dieser Pflanze auch ihre Samenhülsen eßbar sind, brachten Europäer sie schon bald nach 1600 mit nach Europa. Heute gilt bei uns der Ölgehalt der mohnähnlichen Samen dieser Pflanze als ein wichtiges Hilfsmittel zur Regulierung des Fettstoffwechsels und der Hormonproduktion: Das Samenöl der Gelben Nachtkerze enthält wertvolle Gamma-Linolensäure.

Johanniskraut (Hypericum perforatum)
Johanniskraut hat in unserer Medizin den Ruf, ein ausgezeichnetes beruhigendes und entkrampfendes Heilmittel zu sein. Tatsächlich gelangte das Johanniskraut zunächst von Europa nach Amerika, wo es von den Indianern in die eigene Apotheke aufgenommen wurde. Sie benutzten es als Mittel gegen Geschwüre, gegen Wundstarrkrampf und gegen Epilepsie. Nach einer Geburt wurde Johanniskraut (entweder die Samen oder die Blüten und Spitzen) mit kochendem Wasser aufgebrüht und der jungen Mutter als Tee gegeben, um die Gebärmutter von geronnenem Blut zu säubern. Vor allem die Blüten und Spitzen dieser Pflanze galten als desinfizierend und blutstillend.

Blütenpollen
Hierbei handelt es sich natürlich nicht um eine Pflanze, sondern um das Produkt verschiedener Pflanzen: Pollen entstehen bekanntlich als männliche Samenzellen in blühenden Pflanzen. Bei zahlreichen indianischen Zeremonien werden – ähnlich wie Maismehl – auch Blütenpollen verwendet. So wird etwa bei den Apachen das junge Mädchen, dessen Pubertätszeremonie gefeiert wird, mit einer Fülle von Pollen bestäubt und so gesegnet. Pollen wer-

den offensichtlich von Indianern als Symbol der Fruchtbarkeit verstanden und dementsprechend rituell eingesetzt. Der Verzehr von Pollen galt aber auch als ein wichtiges Moment der gesundheitlichen Vorbeugung. So haben Indianer offensichtlich im Frühling und Frühsommer Pollen von stillen Wasseroberflächen gesammelt und sie auch aus den Körben der Bienen herausgenommen, um sie unter die eigene Nahrung zu mischen. Gegen Heuschnupfen und Heufieber gebrauchten Indianer Blütenpollen, die sie über einen längeren Zeitraum täglich einnahmen und möglichst lange kauten. Man sagte dieser Prozedur eine Stärkung der Eigenabwehr des Körpers, also der Immunität, nach.

Abschließend möchte ich darauf hinweisen, daß Indianer zwar eine große Fülle an verschiedenen Tees und sonstigen pflanzlichen Heilmitteln benutz(t)en, gleichzeitig jedoch einer Krankheit gegenüber nicht jene Ungeduld an den Tag leg(t)en, die wir als Kranke zumeist empfinden oder bei anderen Kranken beobachten. Schmerz und Beschwerden wurden in der indianischen Medizin als unvermeidliche und möglicherweise sinnvolle Begleiterscheinungen von körperlichen und seelischen Prozessen angesehen. Aus diesem Grund akzeptierten Indianer offensichtlich bestimmte Schmerzzustände bereitwilliger, als wir es gewohnt sind. Wenn man außerdem bedenkt, daß die psychotherapeutischen Verfahren vieler Heiler nicht nur auf eine Beseitigung der Krankheit, sondern häufig ebensosehr auf eine Änderung der Einstellung des Kranken gegenüber der Krankheit abzielten, dann verstehen wir das Gewicht des Psychischen im indianischen Heilungswesen – und das zwar ebenfalls große, aber zugleich doch nur relative Gewicht der hier vorgestellten (und anderer) Naturheilmittel.

Schließlich sollten wir auch nicht vergessen, wie stark die indianische Medizin – und damit auch der Einsatz dieser pflanzlichen Heilmittel – auf eine allgemeine Stärkung und Stabilisierung des Kranken insgesamt und nicht nur auf die Heilung eines bestimmten Leidens abzielten.

Baron Armand Louis de Lahontan schrieb in seinen „New Voyages to North America" schon vor einigen Jahrhunderten:

> *In einer Unterhaltung, die ich eines Tages mit einem Wilden hatte, sagte der Barbar mit sehr viel Vernunft, daß zwar gute Luft, gutes Wasser und innere ausgeglichene Zufriedenheit natürlich keinen Menschen vor dem Tode bewahren können, aber letztlich müsse man davon ausgehen, daß diese Vorteile in hohem Maße dazu beitrügen, einen Menschen seinen Lebensweg durchschreiten zu lassen, ohne ihn empfänglich für irgendwelche Erkrankungen oder Beschwerlichkeiten zu machen. Sie spotteten über die Ungeduld der Europäer, die sofort geheilt werden wollen, sobald sie krank sind. Sie versichern, daß unsere Todesangst, hervorgerufen schon durch das geringste Fieber, die Krankheit so entfacht und verstärkt, daß wir oft zum Opfer dieser Angst selbst werden. Dabei könnten wir sicher sein, daß die gute alte Lady (Natur) uns sehr trösten und stärken würde, wenn wir unsere Krankheit und den Tod als eine Lappalie betrachteten und unser Bett mit Geduld und herzlich guter Zuversicht hüteten, ohne der Natur Gewalt anzudrohen, indem wir uns voll Medikamente stopfen. (Bd.II, S. 459, zit. nach H. J. Stammel, S. 126)*

9. Indianische Heilungsbilder: Navajo-Sandgemälde (Sand Paintings)

Ich habe schon darauf hingewiesen, daß farbige Sandgemälde in den Heilungszeremonien der Navajo-Indianer – und überhaupt in den Vorstellungen dieser Menschen von Gesundheit und Krankheit – eine wichtige Rolle spielen. Woher die Sitte stammt, mit der Anfertigung vorgegebener Bildsequenzen die Heilung eines Kranken zu unterstützen, ist zwischen den Navajo und den Ethnologen durchaus umstritten. Gläubige Navajo sind überzeugt, daß sie die Muster dieser Bilder von den heiligen Wesen erhalten haben („Gifts from the Deities"). Solche „Holy People" lebten am Anfang der Welt auf der Erde. Es waren die Geistwesen der Schlangen, der Spinnen, des Maises, der Gestirne und viele, viele andere. Diese Wesenheiten besaßen Gemälde mit heiligen Mustern, die auf Unterlagen von Spinngeweben, von Wolken, von Nebel oder von Stoffen gefertigt waren. Bevor die „Holy People" dann unsere Welt verließen, zeigten sie den ersten Menschen, wie man solche Bilder anfertigt – ebenso wie sie ihnen erklärten, wie man mit Hilfe von Gesängen, Tänzen und Ritualen Heilungen vollziehen kann, wie man Ackerbau betreibt, wie man töpfert und webt:

Als nächstes wurden vier Flächen des Himmels nach vorn gebracht. Eine weiße Fläche wurde auf dem Boden im Osten ausgebreitet; eine blaue Fläche im Süden; eine gelbe Fläche im Westen und eine dunkle Fläche im Norden. Auf jede dieser Flächen wurde ein Bild gemalt, und der Navajo wurde ermahnt, dieses mit Sorgfalt zu studieren und sich an alles zu erinnern. Als dieses geschehen war, rollten sie die Flächen des Himmels wieder zusammen und Nayenezgani (Monster Slayer) sagte: „Du mußt dein Volk lehren, solche Bilder zu malen. Sie können es allerdings nicht auf Himmelsflächen tun, wie wir es machen; doch sie können Steine verschiedener Farben zu Pulver mahlen und ihre Bilder dann aus Sand herstellen." (Aus einem Mythos der Navajo)

Anders als die Navajo sind die meisten Historiker und Ethnologen heute der Ansicht, daß die Navajo die Kunst der Anfertigung von Sandgemälden von ihren Nachbarn, den Pueblo-Indianern, übernahmen. Diese schufen in ihren Zeremonialräumen riesige Wandgemälde, von denen noch einige Reste erhalten geblieben sind. Eine gewisse Ähnlichkeit zwischen den Wandgemälden der Pueblo und denen der benachbarten Navajo scheint für diese Theorie zu sprechen. Allerdings haben die Navajo die von den Pueblo übernommene Darstellungsweise mythischer Figuren und Geschehnisse in sehr eigenständiger und kunstvoller Weise bereichert und fortentwickelt.

Nicht umstritten sind dagegen zwischen Navajo und Ethnologen sowohl die Inhalte als auch die Aufgaben dieser Sandgemälde. Dargestellt werden in ihnen vor allem die übernatürlichen Geistwesen – die sogenannten Yeis – die als menschliche Gestalten mit winkligen Formen und geraden Linien gezeichnet werden und häufig Pfeil und Bogen oder Rasseln, Körbe, Maispflanzen und Medizinbeutel in ihren Händen und an ihren Armen tragen. Ohren und Hals sind meistens mit Ringen und Ketten geschmückt. Der untere Teil ihrer Körper ist stets mit Schärpen und Röcken bekleidet. – Andere wiederkehrende Motive sind die vier heiligen Pflanzen (Mais, Bohne, Kürbis, Tabak); Sonne und Mond; die vier heiligen Berge der Navajo, die das Gebiet der Reservation einfassen; Sterne, Wolken, Blitze und Wasser; Tiere (Schlangen, Fledermäuse, Frösche, Fliegen, Wiesel u. a.) und eine Vielzahl anderer Gegenstände. Alle sind miteinander verbunden und bilden zusammen die Ganzheit des Kosmos ab.

Die Sandgemälde sind also echte und großartige Mandalas, die im Mikrokosmos die große Weltordnung spiegeln. Und von diesen sagt der Religionswissenschaftler Mircea Eliade:

> *Ein Mandala ist ... eine imago mundi: es stellt sowohl den Kosmos in Miniatur als auch den Götterhimmel dar. Seine Ausführung kommt einer magischen Neuschöpfung der Welt gleich ... Der Kranke, der symbolisch zu einem Zeitgenossen der Weltschöpfung gemacht wurde, taucht ein in die Fülle des Ursprungs; er läßt sich von gigantischen Kräften durchdringen, die in illo tempore die Schöpfung ermöglicht haben. (1988, S. 33)*

Die einzelnen Symbole der Sandgemälde sind oft paarweise angeordnet; feine Linien, vollkommene Kreise herrschen vor; eine auffallende Symmetrie der Gestaltung bringt Harmonie zum Ausdruck. Alle Figuren haben eine geometrische Form. Ein vollendetes Bild ist von überraschender Schönheit und Eindringlichkeit.

Die Anordnung in Paaren ist zentral für die Weltansicht der Navajo (und vieler anderer Indianer). Die Welt besteht für sie aus Dualitäten – oder Polaritäten: männlich – weiblich; stark – schwach; Sommer – Winter; dunkel – hell; grob – fein; aktiv – passiv u. a. Man kann die eine Seite dieser Dualitäten nur erfahren, wenn man die andere kennt. Beide Seiten gehören zusammen wie die zwei Seiten einer Münze und bedingen einander. Die Harmonie des Ganzen besteht in der ausgewogenen Balance zwischen den Dualitäten. Wenn diese Balance gestört ist, z. B. bei einer Krankheit, muß sie durch ein Ritual wieder hergestellt werden. Es besteht also keine dualistische Ansicht der Welt, in der Gegensätze einander ausschließen und bekämpfen, sondern eine duale oder polare Weltansicht, in der Gegensätze einander bedingen. Die Nähe zum chinesischen Yin-Yang-Prinzip ist unverkennbar, ebenso die Allgegenwart des zentralen Navajo-Begriffes ‚hózhó'.

Ursprünglich gab es über 1000 verschiedene Bildmuster, die alle auf ein mythisches Geschehen der Vergangenheit hinwiesen und aus denen bestimmte Muster – je nach der zu behandelnden Krankheit – für die einzelne Zeremonie ausgewählt wurden. Heute sind etwa 500 verschiedene Sandgemälde in Abbildungen dokumentiert und werden zum großen Teil noch von Medizinmännern und ihren Helfern benutzt. Dabei ist die Gestaltung der einzelnen Bilder durch die Tradition vorgegeben und nicht dem Gestaltungswillen des einzelnen „Künstlers" überlassen. Dieser läßt bei seiner Arbeit verschiedenfarbigen Sand (manchmal auch Maismehl, Blütenpollen, geriebenen Lapislazuli, Holzkohle) aus der Hand (zwischen Daumen und gekrümmtem Zeigefinger) rieseln und so das mythische Geschehen der Vergangenheit Gestalt annehmen.

Die Farben des Sandes verweisen symbolisch auf die Himmelsrichtungen: Im allgemeinen steht Weiß für den Osten, Blau für den Süden, Gelb für den Westen und Schwarz für den Norden. Die Sandgemälde werden gewöhnlich in dem Hogan (Haus) der Heilungszeremonie angelegt, manchmal aber auch auf einer geebneten Fläche im Freien. Die Gemälde sind verschieden groß, durchschnittlich messen sie etwa 2 mal 2 Meter. Es überrascht nicht, daß mehrere Personen viele Stunden benötigen, um ein solches Zeremonial-Kunstwerk zu schaffen. Während eines einzigen Heilungsrituals werden oftmals mehrere – traditionell wenigstens vier – verschiedene Sandgemälde in einer vorgeschriebenen Reihenfolge angefertigt.

Je nach vorliegender Krankheit und dem Wunsch des Patienten (oder seiner Familie) werden bestimmte Bildmuster ausgewählt: So wird das Muster „Snakes on their House" bei Nierenproblemen und bei offenen Wunden eingesetzt; das Muster „Snakes and Clouds" hilft bei stechenden Schmerzen an der Wirbelsäule oder bei einer Krankheit, die sich einstellte, weil der Patient Wasser getrunken hat, durch das eine Schlange gekrochen war. Das Muster „Big Snake with no End" hilft gegen Schlangenbiß und gegen Alpträume, in denen Schlangen eine Rolle spielen; das Muster „Water Creatures" schließlich wird angewandt, wenn der Patient vom Blitzschlag getroffen oder vor dem Ertrinken gerettet wurde – oder wenn er auf einem Feld der vier heiligen Pflanzen einen Schaden erlitten hat.

Funktion und Aufgabe dieser Kunstwerke ist es, beim Heilungsvorgang wirksame Hilfe zu leisten. Nach der traditionellen Auffassung der Navajo ist das Universum ein sehr empfindlich ausbalanciertes Ganzes, in dem mächtige Kräfte zum Guten oder zum Bösen hin wirksam sind. Der Mensch kann diese feine Balance durch eine Übertretung oder auch durch die Verletzung eines Tabus stören. Die Folge ist irgendein Unglück, oft eine Krankheit. Die Heilung dieser Störung besteht dann logischerweise in der Wiederherstellung der ausgewogenen Balance. Dafür sind die verschiedenen Zeremonien zuständig, die zwischen drei und neun Tagen dauern und bei denen in Gesängen, Gebeten, Tänzen und Sandgemälden ein mythisches Geschehnis der Vergangenheit vergegenwärtigt wird, das sich auf diese Krankheit und ihre Ursachen bezieht. Dabei identifiziert sich der Patient mit den göttlichen Kräften, die die Welt einst erschaffen haben. Im Heraufbeschwören des heiligen Geschehens der mythischen Vorzeit, der heiligen Wesenheiten und der ungestörten kosmischen Balance des Ursprungs findet eine Neuschöpfung statt; wird die gestörte Ordnung geheilt, die Balance wiederhergestellt und somit auch die Krankheit beseitigt.

Mit dem Ethnologen Lévi-Strauss kann man auch sagen, daß bei der Heilungszeremonie eine Verbindung zwischen dem Leiden des Kranken und dem symbolischen Interpretationsschema der Mythen hergestellt wird. Das Leiden, das dem Patienten zunächst als sinnlos erscheint – also der zunächst nicht formulierte und sprachlose Schmerz – erhält eine Formulierung, einen Ort, einen Sinn im System der Mythen, das der Patient wie auch der Medizinmann immer schon glaubend akzeptiert hat. So kann sich der Kranke in dieser Mythologie selbst wiederfinden und daraus eine Sinnhaftigkeit seines Leides erfahren. Das wiederum kann ihn zu einer veränderten Einstellung, zu Gleichmut und innerem Frieden gegenüber seinem Leiden führen. Auch ein solches Akzeptieren einer Krankheit aufgrund der Erkenntnis eines (mythischen) Sinnzusammenhanges kann zu einer Bewältigung des Leidens führen. – Anders ausgedrückt: Der Mythos ist ein geschlossenes System, auf dem das Weltbild der Menschen basiert. Entscheidend ist nicht, ob der Mythos „wahr" (im faktischen/historischen Sinne) ist, sondern ob er von allen geteilt wird und allen einleuchtet. In diesem Fall ist er sinnstiftend. Und: Ein Leiden, das als sinnvoll erfahren wird, ist viel leichter zu ertragen als eines, das willkürlich und sinnlos erscheint. Der entscheidende Begriff hierbei ist also „Sinn-Zusammenhang".

An diesen Überlegungen wird die Nähe des schamanistischen Rituals zur modernen Psychotherapie deutlich. Die Psychoanalyse versucht, die unformulierte, sinn-lose Ausgangssituation des Patienten rational und sprachlich faßbar und damit sinnhaft-verständlich zu machen; der Schamane verfolgt ein ganz ähnliches Ziel durch die Einordnung der unformulierten sinn-losen Ausgangssituation in einen mythischen, sinnstiftenden Kontext. Beide Praktiken führen den Patienten „zurück zum Anfang": die Psychoanalyse zum Anfang seines eigenen Lebens; das schamanistische Ritual zum Anfang der Welt mit seiner hohen spirituellen Schöpfungsenergie. Donald Sandner spricht in diesem Zusammenhang vom „Heilen durch Symbole" (S. 21). Ich möchte es nennen: Heilen durch Sinnstiftung und Sinnfindung.

Wir kommen zurück zur Heilungszeremonie der Navajo: Der Kranke wird im Verlauf des Rituals auf das Sandgemälde gesetzt; die dort gestaltete heilige Ordnung geht in ihn über; er wird dadurch Teil des Bildes, geht über in das Reich des Heiligen, identifiziert sich vorübergehend mit den dargestellten übernatürlichen Wesenheiten – und wird dadurch heil und immun gegen Erkrankungen. Dabei folgen Macht, Segen und Wiederherstellung der ursprünglichen Ordnung einem klar vorgegebenen Weg: von der ursprünglichen Quelle (den heiligen Wesenheiten) durch das geheiligte Medium (das Sandgemälde) in die Hände desjenigen Menschen, der mit übernatürlichen Kräften umgehen kann (des Medizinmannes/der Medizinfrau) und schließlich zu dem eigentlichen Empfänger der Segnung, für den dieses alles getan wird (dem Patienten).

So findet in der Heilungszeremonie der Navajo ein Austausch von Schlechtem gegen Gutes, von Krankheit gegen

Gesundheit, von Unordnung gegen Ordnung, von Disharmonie und Ungleichgewicht gegen Harmonie und Gleichgewicht statt. Eine amerikanische Anthropologin nennt diesen Vorgang „spirituelle Osmose" („spiritual osmosis"). Das Krankmachende im Menschen und das Gesunde und Heilige in der bildlichen Darstellung durchdringen einander, wobei das Kranke von dem Gesunden neutralisiert wird. – Jedes Sandgemälde stellt also gewissermaßen geronnene spirituelle und psychische Energie dar, die der Medizinmann auf den Patienten überträgt, der sich seinerseits mit ihr identifiziert.

Unmittelbar nach diesem Vorgang der physischen Verbindung von Patient und Sandgemälde wird das Bild insgesamt – oder das, was von ihm übrig ist – zerstört, indem der Sand nach draußen geschafft und dort zerstreut wird. Das muß vor dem nächsten Auf- oder Untergang der Sonne geschehen sein. Denn als die heiligen Wesenheiten die Menschen lehrten, wie man Sandgemälde anfertigt, verboten sie ihnen strikt, diese Bilder zu konservieren, damit sie im Laufe der Zeit nicht beschmutzt oder beschädigt würden. – Wenn trotzdem heute zahlreiche sandpaintings von Navajo dauerhaft auf Sperrholz geklebt und auch verkauft werden – ein Beispiel für die zunehmende Kommerzialisierung auch indianischer Kulturen und für ihr Ausgeliefertsein an eine im Grunde materialistische Kultur – so werden bei diesen Kunstwerken in der Regel (für das ungeübte Auge nicht erkennbare) Fehler eingearbeitet, um den sakralen Charakter zu brechen und so das Gebot der heiligen Wesenheiten nicht zu verletzen.

Die Zerstörung des Bildes erfolgt in umgekehrter Ordnung und Reihenfolge der Anfertigung. Für diese gilt: im Zentrum des Bildes beginnend und dann nach außen gehend, denn das ist die Art und Weise, wie eine Blume wächst. Außerdem entsteht das Gemälde im Uhrzeigersinn, also von links nach rechts sich wendend, weil so der Lauf der Sonne ist. Die Arbeit beginnt im Osten, schreitet fort zum Süden, dann zum Westen, zum Norden und endet wieder im Osten.

Einen kranken Menschen zu heilen bedeutet also, das Universum – an dieser Stelle – wieder in Balance zu bringen.

Bei den meisten Sandgemälden erkennt man auf drei Seiten des Bildes einen Schutzstreifen, der einem Regenbogen ähnelt. Es handelt sich dabei um die Darstellung des Regenbogen-Yei. Dieser bewahrt das Bild vor dem Einfluß böser Kräfte, während die offene Seite immer nach Osten zeigt, von wo die angerufenen Geistwesen kommen und ihren Eintritt in das Bild nehmen.

Für jedes Sandgemälde ist es wesentlich, daß es detailgetreu dem überlieferten Muster nachgebildet wird. Nur so läßt sich die Gnade der Urzeit (illud tempus) wiederholen und die Harmonie im Universum wiederherstellen. Zugleich wird deutlich, daß diese Muster nichts weniger sind als Gebete, Bitten um die Anwesenheit mächtiger Geistwesen, ein Gesuch um göttliche Intervention. Nach dem bei Indianern zentralen Gedanken der Balance und der Gegenseitigkeit (Reziprozität) antworten die übernatürlichen Wesen auf den Anruf durch den Medizinmann und bewohnen vorübergehend die Abbildungen, die der Medizinmann von ihnen (im Sandgemälde) geschaffen hat. So wird ein von Menschen geschaffenes Abbild für eine bestimmte Zeit zum Wohnort göttlicher Wesen. Auch das Navajo-Wort für Sandgemälde („iikááh") besagt soviel wie „der Ort, wo die Götter kommen und gehen".

Einige Beispiele der „liturgischen Gesänge", die bei der Anfertigung und Anwendung eines Sandgemäldes vom Medizinmann gesungen und gesprochen werden, finden sich im Anhang dieses Buches. Texte wie Bilder erzählen

Mythen aus grauer Vorzeit, die eine lockere Beziehung zur vorliegenden Krankheit haben. Texte wie Bilder bringen den gleichen Gedanken zum Ausdruck: Das Universum ist ein wundersamer Ort, der mit heiligen Wesen von großer Schönheit – aber auch Gefährlichkeit – erfüllt ist. Texte wie Bilder stellen einen Weg dar, um mit diesen sehr machtvollen und komplexen geistigen Kräften umgehen zu können, und um dasjenige zu schaffen, was wir als geordnet, angenehm, gesegnet, in Balance, heilig, schön bezeichnen – und was die Navajo mit dem Wort „hózhó" benennen. „Hózhó" überbrückt die gegensätzlichen Kräfte im Universum und erschafft Gleichgewicht (vgl. Kapitel 6).

So geschehen Heilungen im Rahmen von Zeremonien, die je nach Krankheit unterschiedlich lang sind, einen unterschiedlichen Verlauf und unterschiedliche Namen haben. Mehr als 75 verschiedene Zeremonien („Ways", „Sings" oder „Chants") hat man bei den Navajo identifiziert. Die heute am häufigsten durchgeführten sind wohl: „Night Way", „Mountain Way", „Shooting Way", „Wind Way", „Flint Way", „Coyote Way". – „Shooting Way" und „Wind Way" gehören dabei zu den „nicht-spezifischen" Zeremonien, die weniger für klar definierte Krankheiten eingesetzt werden als vielmehr für eine größere Anzahl von Leiden – vergleichbar einem Breitband-Antibiotikum. „Night Way" und „Earth Way" werden gegen Leibschmerzen, Gelenkentzündungen und Schwellungen eingesetzt, „Evil Way" gegen Angst und Ohnmachtsanfälle; „Mountain Way" hilft gegen Nervosität, Ängstlichkeit, im Delirium und bei vorübergehendem Verlust des Verstandes; „Eagle Way" wirkt bei Verletzungen durch Tiere, auch bei infizierten und schwärenden Wunden.

Doch im Herzen der Navajo-Religion steht die Zeremonie „Blessing Way". Sie vermittelt „hózhó" bei der Geburt eines Kindes, beim Einzug in ein neues Haus, bei einer

Eheschließung und bei vielen anderen Gelegenheiten. „Blessing Way" ist wahrscheinlich die heute am häufigsten durchgeführte Zeremonie bei den Navajo; sie ist unspezifisch und vorsorgend. Ihr Ziel ist die Schaffung eines guten, vollkommenen, „schönen" Zustandes für den Patienten, für die Menschheit, für die ganze Welt.

Die Navajo sind nicht das einzige Indianervolk, das Sandgemälde einsetzt. Auch bei den mit den Navajo eng verwandten Apachen, bei den verschiedenen Pueblo-Völkern, bei den Hopi und bei den Papago-Indianern kennt man „sandpaintings" oder „drypaintings". Gestaltungen und Motive sind ähnlich wie bei den Sandgemälden der Navajo. Intention und Aufgabe dieser Kunstwerke können bei anderen Indianer-Völkern aber recht verschieden sein. Das ergibt sich aus Unterschieden in der Weltansicht. Für Navajo-Zeremonien steht das Individuum im Mittelpunkt, das der Heilung bedarf. Bei den Pueblo-Völkern liegt der Schwerpunkt aller Zeremonien auf der Förderung des Wohlergehens der Gruppe, nicht so sehr des Individuums. Dementsprechend gibt es Unterschiede in den Zielsetzungen, die mit Sandgemälden und den zugehörigen Texten verbunden sind.

Darüber hinaus bleibt festzuhalten, daß nur bei den Navajo die religiöse Kunst der Mandalas im Mittelpunkt eines zeremoniellen Geschehens steht. Auch werden der inhaltliche Reichtum, die Variabilität der Komposition und die Kunstfertigkeit der Darstellung der Navajo-Sandgemälde von anderen Völkern nicht erreicht. Nur die Navajo haben in diesen Kunstwerken eine unübertroffene Vision von Schönheit und ein Symbol geschaffen, durch das sie ihre Geistwesen herbeibitten sowie das Navajo-Universum deuten und als sinnvoll erfahren können.

„Lesen" kann man die Bilder nur dann, wenn man gänzlich mit dem Symbolismus und den Mythen der Navajo vertraut ist. Denn die Sandgemälde zeigen immer nur einen Ausschnitt des mythischen Geschehens und der Erzählung – meist die Personen, mitunter auch die Gegend, die im Bild vergegenwärtigt werden sollen.

Im folgenden sollen einige Sandgemälde bildlich vorgestellt und kurz erläutert werden. Ich greife hier auf eigene Erfahrungen zurück, die ich im Südwesten der USA machen konnte, sowie auf die Veröffentlichungen von Baatsoslanii/Bahti, Ronald McCoy, Donald Sandner und Leland C. Wyman. (Farbige Darstellungen der Bilder befinden sich auf den Farbtafeln in diesem Buch.)

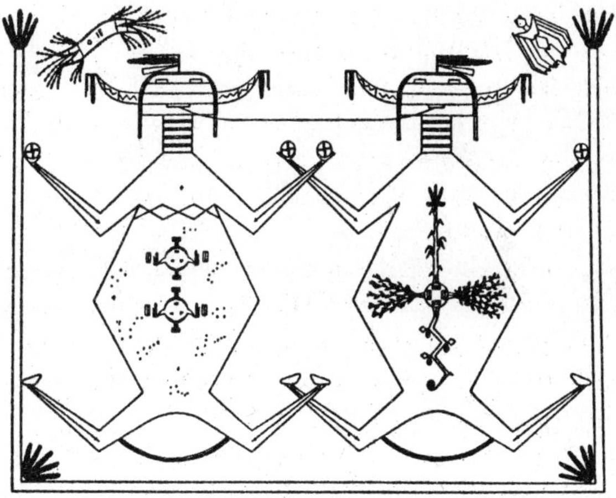

Die Welt

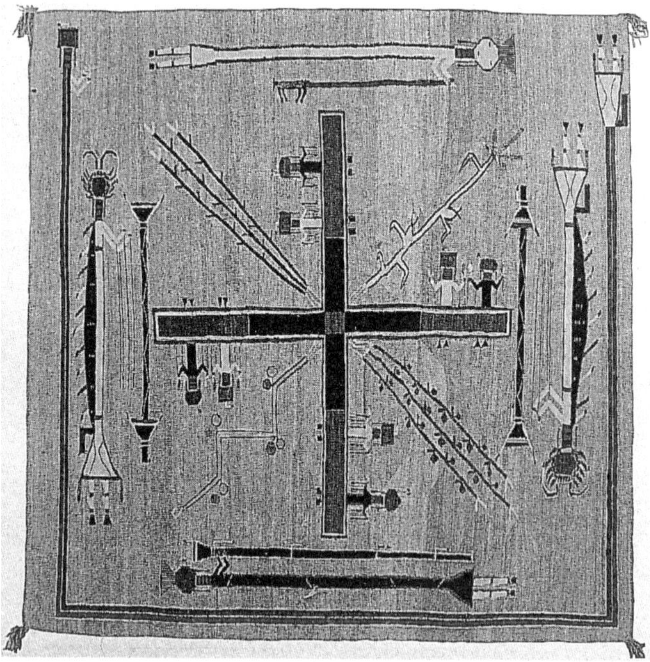

Aus einem Heilungsgesang der Navajo

Die Welt vor mir ist wiederhergestellt
in Schönheit, Ordnung und Harmonie.

Die Welt hinter mir ist wiederhergestellt
in Schönheit, Ordnung und Harmonie.

Die Welt über mir ist wiederhergestellt
in Schönheit, Ordnung und Harmonie.

Die Welt unter mir ist wiederhergestellt
in Schönheit, Ordnung und Harmonie.

Alle Dinge um mich herum sind wiederhergestellt
in Schönheit, Ordnung und Harmonie.

Es ist beendet
in Schönheit, Ordnung und Harmonie.

Es ist beendet
in Schönheit, Ordnung und Harmonie.

Es ist beendet
in Schönheit, Ordnung und Harmonie.

Es ist beendet
in Schönheit, Ordnung und Harmonie.

Vater Himmel und Mutter Erde

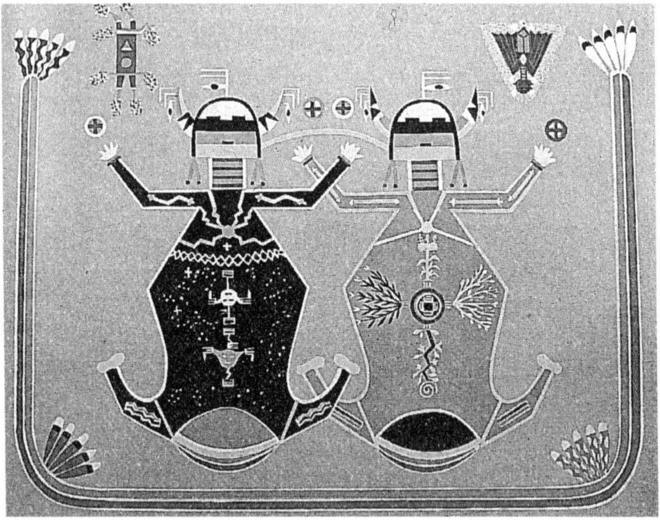

Vater Himmel (auf Navajo: „Yaah-diklith beh-hasteen") und Mutter Erde (auf Navajo: „Nahas-tsan beh-assun") tauchen immer wieder in Sandgemälden der Navajo-Zeremonien auf, so etwa im „Mountain Way", im „Shooting Way" und im „Blessing Way". Himmel und Erde sind zentrale ikonographische Motive – nicht so sehr, weil sie eine bestimmte Rolle in einem bestimmten Mythos spielen, sondern weil sie von überragender Stärke und Bedeutung sind.

Diese ihre Kraft und Macht wird symbolisiert durch die Hörner, die sie am Kopf tragen. Im Körper der Mutter Erde (rechts) sieht man Darstellungen der vier heiligen Pflanzen – im Körper von Vater Himmel (links) Darstellungen der Sonne, des Mondes und der Sterne. Die Sternkonstellationen sollen mit ihren verschlungenen Zickzack-Linien auch die Milchstraße symbolisieren. – Beide Personen, Erde und Himmel, stehen offensichtlich in einer deutlich erkennbaren Beziehung zueinander, sind doch ihre Köpfe durch einen gelben Pollenstreifen miteinander verbunden und ihre Glieder miteinander verschränkt. Außerdem trägt jeder in seinem Körperende die Farbe des anderen in sich – gleich dem chinesischen Yin-Yang-Symbol.

In den meisten Darstellungen – so auch hier – umringt ein Regenbogen auf drei Seiten schützend das Bild. Die vierte Seite, Osten, liegt im Bild immer oben und bleibt geöffnet, damit von dort die im Bild angerufenen Geistwesen eintreten können. Rechts und links dieser ungeschützten östlichen Seite sind mythische Figuren als Wärter und Schutzgeister gestaltet. Als solche fungieren häufig Biber, Büffel, Pfeil und Bogen, Schlange, Fledermaus (hier oben rechts), Medizinbeutel (hier oben links) oder andere Wesenheiten, die in der Navajo-Mythologie eine helfende und schützende Rolle spielen.

Männliche und weibliche Yei

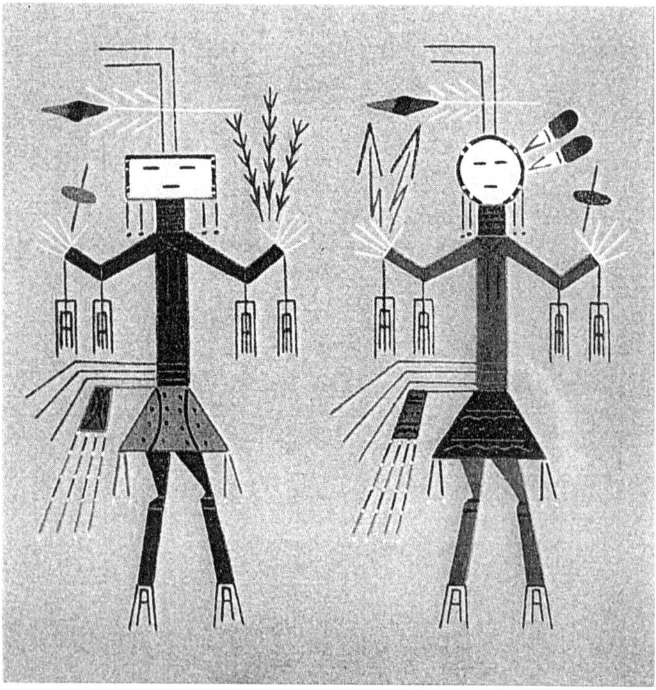

Die Yei sind übernatürliche Wesenheiten („Holy People") aus der Navajo-Mythologie. Sie sind hilfreiche Geistwesen, die am Anfang der Welt auf dieser Erde wohnten und vor ihrem Verschwinden die Menschen bestimmte Dinge lehrten, die ihnen helfen sollten, das Leben hier auf Erden zu meistern. Man könnte also sagen, sie sind Kulturheroen und lehrten die Menschen die Lebenskunst.

In der Regel kennzeichnet ein runder Kopf einen männlichen Yei und ein quadratischer oder rechteckiger Kopf einen weiblichen Yei, doch gibt es Ausnahmen von dieser Regel. Gerätschaften, welche die Yei in ihren Händen tragen, sind in der Regel die Rassel, der Blitz oder ein immergrüner Zweig: Symbole für Kraft und Leben. Von ihren Handgelenken und Ellbogen hängen Bänder herab; der Unterleib ist immer mit einem Rock bekleidet, der in der Regel durch einen Beutel geschmückt ist. Nur in der Darstellung dieses Rockes und dieses Beutels besitzt der Medizinmann oder der Künstler eine gewisse Freiheit der Gestaltung. Im übrigen ist er an die geometrisch wirkenden vorgegebenen Darstellungsformen gebunden.

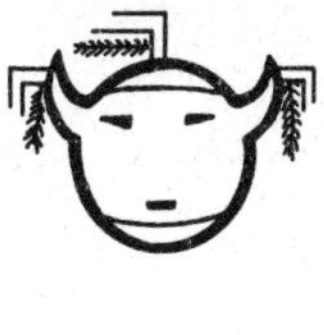

Haus des Bären und der Schlange

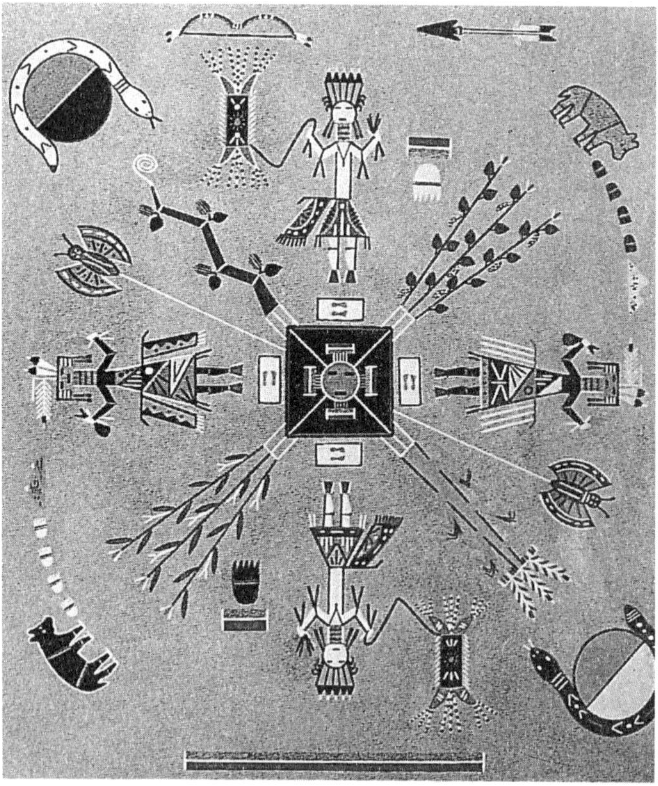

Dieses Sandgemälde hat seinen Ursprung in der Zeremonie „Blessing Way", wird aber heute auch im „Beauty Way" und „Mountain Way" angewendet. Die dem Bild zugrundeliegende mythische Geschichte erzählt von der Großen Schlange und dem Bären, die sich als alte Männer verkleidet haben und als solche in einem Wettstreit des Bogenschießens um zwei schöne junge Frauen kämpfen. Schlange und Bär erkennt man am Rand dieses Gemäldes; die beiden jungen Frauen sind die „querköpfigen" Figuren, die in horizontaler Lage rechts und links im Bild zu sehen sind. Ihre Schönheit wird durch die Schmetterlinge neben ihnen symbolisiert.

Nun gewinnen Große Schlange und Bär zwar jeden Wettkampf, doch der Preis wird ihnen vorenthalten. So sinnen sie auf eine List. Sie verwandeln sich in schöne und reiche junge Männer, benutzen ein wohlriechendes Tabakparfum als Mittel der Liebesmagie und verführen so die Frauen. Beim Erwachen am Morgen jedoch haben sich die jungen Männer wieder in Greise verwandelt. In Angst und Schrecken fliehen die jungen Frauen. Große Schlange und Bär folgen ihnen – die Spuren des Bären erkennt man am Bildrand.

Auch sieht man, daß Bär in den Bergen wohnt, denn dorthin führt seine Spur. Große Schlange dagegen wohnt in einem Hogan, um den sie sich windet. Die beiden „rundköpfigen" Figuren oben und unten stellen den Yei „Talking God" dar. Schließlich erkennen wir diagonal wieder die vier heiligen Pflanzen, deren Wurzeln in das mittlere Quadrat reichen, in dem die Sonne mit dem Regenbogen wohnt.

Haus der Wesenheiten des Donners

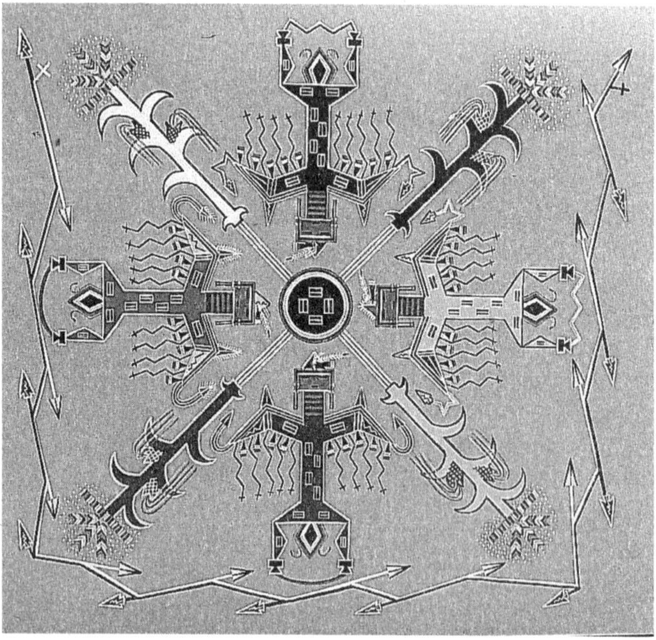

Die Geistwesen des Donners („Thunder People") sind außerordentlich mächtig und deshalb potentiell besonders gefährlich. In diesem Bild erkennt man vier Darstellungen solcher „Thunder People". Aus ihren Flügeln und Füßen zucken Blitze, Zeichen ihrer Macht. In ihren Körpern sind zahlreiche Balken, die den Regenbogen repräsentieren. Auch diese sind ein Zeichen großer Kraft. Zwischen den vier „Thunder People" sind diagonal die vier heiligen Pflanzen der Navajo dargestellt: Donner und Blitz bringen Regen, und Regen läßt die Pflanzen wachsen. Dieses Bild wird für die Zeremonie „Shooting Chant" hergestellt.

Im übrigen ist zu beachten: Diese Donner-Wesen sind nicht mit dem „Thunderbird" in der Mythologie der Azteken und anderer Indianervölker zu verwechseln. Dieser „Thunderbird" spielt in der Navajo-Religion keine Rolle.

In Segen genese ich.
In Segen wird mein Inneres kühl.
In Segen gewinnen meine Augen ihre Kraft zurück.
In Segen wird mein Kopf kühl.
In Segen gewinnen meine Glieder ihre Kraft zurück.
In Segen höre ich wieder.
In Segen ist der Bann von mir genommen.
In Segen möge ich wandeln.
(Aus dem Night Chant der Navajo;
W. Matthews, 1902, S. 144)

Coyote stiehlt das Feuer

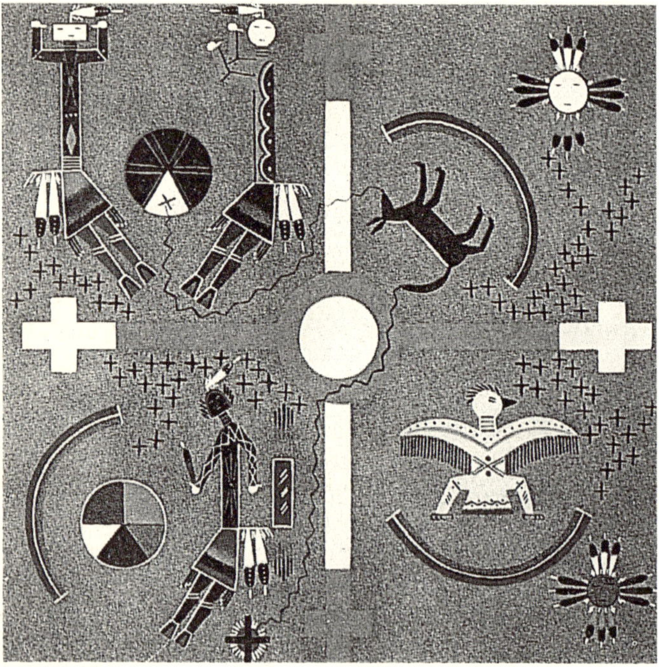

Der Kojote (englisch „Coyote"), ein amerikanischer Präriewolf, spielt in zahlreichen indianischen Mythen, Legenden und Fabeln eine zentrale Rolle. Er ist eine Trickster-Figur – vergleichbar dem Reineke Fuchs in unseren Tierfabeln –, die immer wieder andere hereinzulegen versucht, dabei aber oft genug selbst zum Opfer ihrer eigenen Bosheiten wird.

In diesem Bild sehen wir, daß Coyote auch eine andere Rolle spielen kann, daß er ein Helfer der Menschen – geradezu ein Kultur-Heros – sein kann. Denn hier bringt er (wie Prometheus in der antiken griechischen Mythologie) den Menschen das Feuer. Wir haben es hier also mit einer Episode aus der Schöpfungsmythologie der Navajo zu tun. Die Geschichte beginnt im unteren linken Viertel und läuft dann entgegen dem Uhrzeigersinn über die Quadranten rechts unten, rechts oben nach links oben.

Die rote Spur im Bild zeigt exakt diesen Weg an, denn sie repräsentiert den Weg, den Coyote mit dem Feuer und den glühenden Kohlen nimmt: Coyote stiehlt das Feuer von dem schlafenden Schwarzen Gott des Feuers. Die Zickzack-Linien auf den Armen und Schultern des Gottes symbolisieren die Milchstraße. Unterhalb seines Körpers sieht man das Zeichen des Feuers, bei dessen Bewachung er eingeschlafen ist. Coyote zieht dann mit dem Feuer durch das Haus der Sonne, das von einem Adler-Schutzgeist bewacht wird, und durch das Haus des Mondes (oben rechts) zum Haus des Ersten Mannes und der Ersten Frau („First Man und First Woman"). Zwischen beiden befindet sich ihre traditionelle Wohnstätte, der runde Hogan, in den hinein Coyote das Feuer bringt.

In einem Schöpfungsmythos der Navajo heißt es dazu:

Ich bin der frivole Coyote –
Ich schleiche umher.
Ich habe das Feuer des Feuergottes gesehen –
Ich schleiche umher.
Ich habe das Feuer von ihm gestohlen –
Ich schleiche umher.
Ich habe es!
Ich habe es!

Water Creatures – Geschöpfe des Wassers

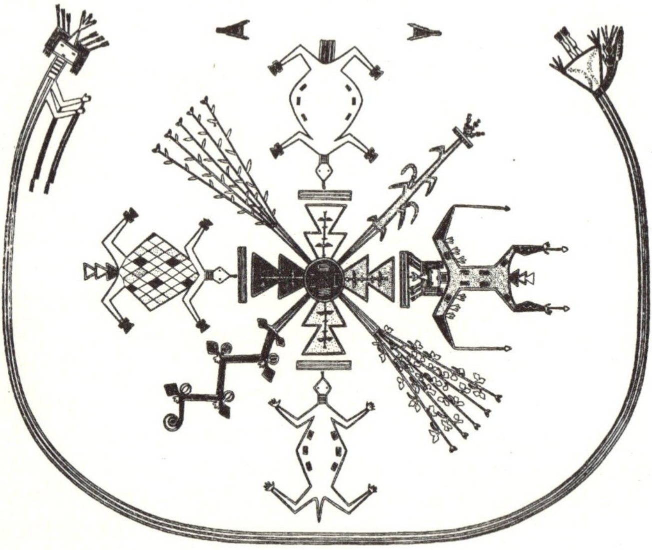

Die Figur oben im Bild symbolisiert „White Water Monster", ein Wasser-Ungeheuer, das nach mythischer Überzeugung der Navajo in der Erde lebt und einem Walfisch ähnelt. Es läßt Quellen, Brunnen und Bäche entstehen und ist deshalb sehr wichtig für den Wasserhaushalt der Erde. – Die Figur rechts im Bild ist „Blue Thunder" (ein blau gezeichnetes Symbol des Donners). Sie schickt den Menschen den guten, fruchtbringenden Regen vom Himmel. – Links im Bild ist „Cloud Monster" (auch „Land Monster" oder „Variagated Water Monster" genannt), ein buntscheckiges Wolkenungeheuer, das Wolkenbrüche und zerstörende Regengüsse von oben schickt. Unten im Bild herrscht „Big Otter", die große Otter, die in den Flüssen wohnt.

In den Diagonalen sieht man die vier heiligen Pflanzen: Mais, Bohne, Kürbis und Tabak. – Der Kreis im Zentrum stellt einen Brunnen dar. Um diesen Brunnen herum erkennt man Wolkensymbole, auf denen sich Libellen niedergelassen haben. – Das Bild ist eingerahmt von der Wesenheit des Regenbogens. Die Wächter an der östlichen Öffnung des Bildes (oben) werden durch zwei Medizinbeutel dargestellt.

Das gesamte Bild ist denjenigen Wesenheiten gewidmet, die eine Verbindung zum Wasser haben. Dabei wird Wasser in seiner dualen, seiner zweifachen Erscheinungsform gesehen: zum einen als existentiell notwendige Gabe des Himmels und der Erde für Wachstum und Leben in der Wüstenregion, wo die Navajo leben; zum anderen als zerstörende Gewalt, die in Form von plötzlichen Wolkenbrüchen über Land und Mensch hereinbricht und alles mit sich fortreißt, was Mensch und Tier zum Leben brauchen. In dieser Doppelgestalt erleben die Menschen dieser Landschaft das Wasser.

Der zugrundeliegende Mythos erzählt von dem Mädchen „Younger Sister", das alle diese Wassergeschöpfe aufgesucht hat. – Die Heilkraft dieses Bildes wird eingesetzt für Patienten, die durch einen Blitz oder durch Wasser einen körperlichen Schaden erlitten haben.

Endless Snake – Endlose Schlange

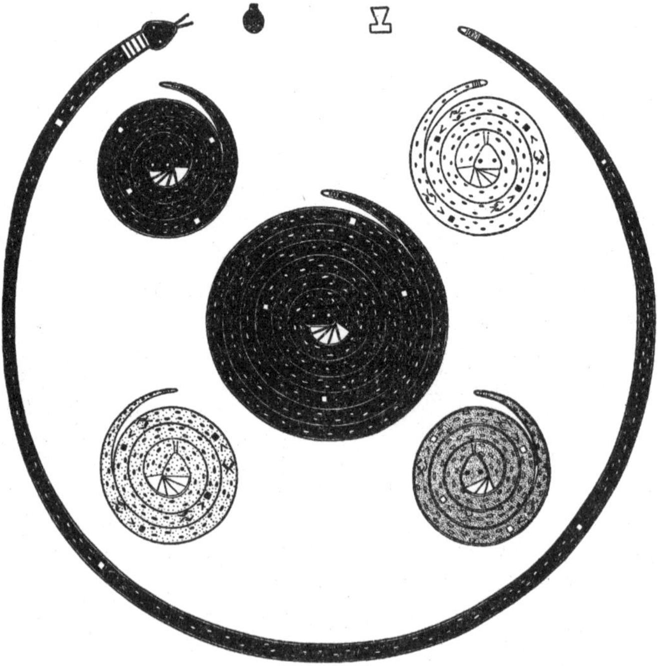

Die Zentralfigur Endlose Schlange (auf Navajo „Klish – do-nuti'i") befindet sich in der Mitte des Bildes. Auf ihrem Leib trägt sie Flecken aller vier heiligen Farben (weiß, blau, gelb, rot/schwarz). Auch die vier Wächterschlangen, welche Endlose Schlange schützend umringen, sind durch diese vier Farben gekennzeichnet. Dabei symbolisiert die Farbe Weiß die Morgendämmerung (Osten), Blau den Himmel (Süden), Gelb die Abenddämmerung (Westen) und Schwarz die Dunkelheit (Norden).

Die als Schutzgeist das Bild umschließende Schlange ist „Black Snake", ebenfalls mit Flecken aller heiligen Farben geschmückt. Die östliche Öffnung des Bildes (oben) wird beschützt von Schwarzem Wasserkrug und Weißer Wolke. Der Mythos, der dem Bild zugrunde liegt, erzählt von einem Mädchen („Younger Sister"), das die Nacht in einer Höhle mit Schlangen verbracht hat.

Die Schlange erscheint in den Sandgemälden zahlreicher Zeremonien, z. B. beim „Beauty Way", „Big Star Way", „Wind Way" und „Shooting Way". Schlangen werden wegen ihrer Gestalt oft mit Blitzen assoziiert. Beide sind wegen ihrer großen Macht gefürchtet. Schlangen werden – wohl aufgrund ihrer Fähigkeit, sich zu häuten – auch als Symbol der Erneuerung und der Wiedergeburt verstanden, das sowohl Leben wie Tod umgreift. Schließlich werden Schlangen auch mit Regen, Fruchtbarkeit, Heilen und geheimem Wissen in Verbindung gebracht.

10. Rituale des Lebens und Sterbens, des Abschieds und Übergangs

Zeremonien und Rituale zur Bewältigung von Krankheiten habe ich in diesem Buch an zahlreichen Stellen erwähnt und erläutert. Da aber nicht jede Behandlung einer Krankheit zur Gesundung führt – und da der Tod ohnehin unvermeidlich und allgegenwärtig ist –, ergibt sich die Frage: Wie gehen Indianer mit dem Sterben um? Welche Formen haben sie entwickelt, um Abschied und Tod zu integrieren?

Es überrascht nicht, daß Indianer – genau wie andere Völker und Kulturen – zur Bewältigung solcher menschlicher Grenzerfahrungen spezifische Rituale entwickelt haben. Gerade da, wo uns Menschen ein Erkenntniszugang versagt ist, versuchen wir über Riten und Zeremonien dennoch einen Vorstoß in unentdeckte Dimensionen. So haben auch Indianer Rituale des Sterbens und des Todes geschaffen und gestaltet.

Doch für Menschen, die an ein Leben nach dem Tode glauben – und das galt/gilt für die allermeisten Indianer – ist das Sterben letztlich ein Übergang in eine andere Existenzweise, bei den Hopi etwa in die Existenzweise einer regenbringenden Wolke. Damit aber wird der Tod zur Vorbereitung einer Wiedergeburt, werden Sterberituale in ihrem Kern zu Übergangsritualen – ähnlich den Initiationsriten junger Menschen, deren Erwachsenwerden feierlich begangen wird.

Diese innere Verwandtschaft von Sterberitualen und Initiationsritualen wird auch dadurch betont, daß bei Initiationsritualen von Sterben und Tod gesprochen wird, und zwar vom Tod der früheren Identität/Existenzform (etwa des Kindes) und der Geburt der neuen Identität/Existenzform (etwa des Erwachsenen). (Diese Tod-Wiedergeburt-Erfahrungen ähneln durchaus den Todesnähe-Berufungserfahrungen eines Schamanen. Auch bei ihm muß das Alltags-Ego, die kausal-mechanistische Weltansicht, das Normalbewußtsein sterben, um ihn aus dem linearen, dreidimensionalen Denken zu befreien und ihn zu öffnen für die neue Wahrnehmung der Ganzheit des Kosmos, der spirituellen Verbundenheit alles Existierenden.)

In diesem Sinne besteht das gesamte menschliche Leben aus Übergängen von einer Existenzform in eine neue; es besteht also – entsprechend dem „Stirb und Werde" Goethes – aus Abschied und Neubeginn, aus Ende und Anfang, aus Sterben, Tod und Wiedergeburt. Die Übergänge zwischen den verschiedenen Existenzformen sind in aller Regel mit Krisen verbunden: Das Gewohnte, Hergebrachte zerbricht, und das Kommende, Neue ist noch unsicher, trägt noch nicht. Deshalb werden solche Krisen-Situationen im menschlichen Leben durch Rituale existentiell abgesichert.

Das gilt schon für die Geburt selbst. Sie ist ein Übergang vom Zustand der vorgeburtlichen Geborgenheit und totalen Abhängigkeit in eine Existenzform zunehmender Selbständigkeit. Dementsprechend feiert auch unser Geburts- und Taufritus nicht nur die kommende Individuation (in der Namensgebung), sondern auch den Tod der vorhergehenden Existenz (durch das Untertauchen im Wasser).

Als Beispiel eines indianischen Geburtsritus möchte ich das folgende Gebet der Omaha-Indianer vorstellen. Bei diesem Volk hatten nur die Priester eines bestimmten Clans das Recht, ein neugeborenes Kind der Welt zu präsentieren. Ein paar Tage nach der Geburt wurde ein Priester dieses Clans in die Wohnung der Eltern und des Kindes geholt. Dort nahm er das Kind in seine Hände, wandte sich nach Osten, dem Beginn der Tage und Jahre zu, und sang mit zum Himmel geöffneten Händen das folgende Gebet:

Ho Ihr Sonne, Mond und Sterne,
alle Ihr,
die Ihr Euch in den Himmeln bewegt,
bitte hört mich:
In Eure Mitte ist ein neues Leben gekommen!
Nehmt es auf, bitte,
macht seinen Weg eben,
so daß es erreichen möge
den Rand der ersten Anhöhe.

Ho Ihr Winde, Wolken, Regen, Nebel,
alle Ihr, die Ihr Euch in der Luft bewegt,
bitte hört mich:
In Eure Mitte ist ein neues Leben gekommen!
Nehmt es auf, bitte,
macht seinen Weg eben,
so daß es erreichen möge
den Rand der zweiten Anhöhe.

Ho Ihr Hügel, Täler, Flüsse, Seen, Bäume, Gräser,
alle Ihr von der Erde,
bitte hört mich:
In Eure Mitte ist ein neues Leben gekommen!
Nehmt es auf, bitte,
macht seinen Weg eben,
so daß es erreichen möge
den Rand der dritten Anhöhe.

Ho Ihr Vögel, groß und klein,
die Ihr fliegt in der Luft;
Ho Ihr Tiere, groß und klein,
die Ihr wohnt in den Wäldern;
Ho Ihr Insekten,
die Ihr kriecht zwischen den Gräsern
und Euch in den Boden grabt,
bitte hört mich:
In Eure Mitte ist ein neues Leben gekommen!
Nehmt es auf, bitte,
macht seinen Weg eben,
so daß es erreichen möge
den Rand der vierten Anhöhe.

Ho Alle Ihr von den Himmeln,
alle Ihr von der Luft,
alle Ihr von der Erde,
bitte hört mich:
In Eure Mitte ist ein neues Leben gekommen!
Nehmt es auf,
nehmt es alle auf, bitte,
macht seinen Weg eben,
dann wird es wandeln
über die vier Anhöhen hinaus.

Dieser Text und der dazugehörige Ritus, der in Form und Bedeutung einem Taufritus verwandt ist, stellen einen priesterlichen Akt dar, eine Bitte im Namen des Kindes an die spirituellen Kräfte der Natur, einen neuen Menschen in ihre Gemeinschaft aufzunehmen. Während die Menschen unserer Kultur einen transzendenten, über die Welt erhabenen, dreipersönlichen Gott anrufen, werden dagegen hier die alltäglichen Dinge der Natur – Tiere, Pflanzen, Elemente – genannt und aufgefordert, das Kind in ihre Gemeinschaft aufzunehmen. Die Nähe zum Konkreten, zur Natur, zum Ganzheitlichen ist auffallend. Dabei bezieht sich das Bild von den vier Anhöhen auf die vier Lebensalter des Menschen: Kindheit, Jugend, Erwachsenenleben, Alter. Die jenseitige Welt wartet hinter dem letzten Abstieg. – Die Arapaho-Indianer sprechen in einem ähnlichen Bild von den „Vier Bergen", die der Mensch im Laufe seines Lebens bewältigen muß und die sein Leben als eine Folge von Übergängen charakterisieren.

Ein Zusammenhang von Sterben und Wiedergeburt gilt – wie gesagt – auch für den Initiationsritus im engeren Sinne, das Pubertätsritual; also für die Feier des Überganges vom Kind zum Erwachsenen, die Zeit der geschlechtlichen Reifung, in der die Kindheitsidentität stirbt und die Identität eines Erwachsenen entsteht. In Teilen Italiens gibt es noch heute die Sitte, daß ein Junge zu dieser Zeit durch einen gespaltenen Baum geschoben wird. Dieser Baum ist wie ein zweiter Geburtskanal – der Junge wird zum zweiten Mal geboren. Darum wird er für dieses Ritual vorher auch entkleidet: Nackt, wie bei der ersten Geburt, soll er die Kindheit verlassen und in ein neues Leben hineingeboren werden. Der Baum wird nachher sorgfältig verschlossen, so daß er weiterwachsen kann. – Wir sehen: Das Motiv des Sterbens und Wiedergeborenwerdens zieht sich durch viele Weltkulturen und Weltmythen.

Bei vielen Indianer-Völkern war zu diesem Anlaß die sogenannte „Vision Quest" geläufig. Die Schnittstelle zwischen Kind und Erwachsenem wurde durch eine Visionssuche rituell gefeiert. Der Sioux-Medizinmann Black Elk hat von diesem Ritus folgendes Gebet des den Jungen begleitenden Medizinmannes überliefert:

Hee-ay-hay-ee-ee! Großvater, Wakan-Tanka. Du bist der Erste, bist immer gewesen. Alles gehört Dir. Du hast alles geschaffen. Du bist der Eine und

Einzige, an Dich richten wir unsere Stimme ... Hilf diesem jungen Mann ... Auf die heilige Erde, unsere Mutter und Großmutter, wird er seine Füße in heiliger Weise setzen. Alle Mächte der Welt, die Himmel und die Wesenheiten der Sterne, die roten und blauen heiligen Tage; alle Dinge, die sich im Universum bewegen, in den Flüssen, in den Bächen, in den Quellen; alle Wasser, alle Bäume, die ihren Stand haben, alle die Gräser unserer Großmutter, alle die heiligen Wesenheiten des Universums: Hört zu! Eine heilige Verwandtschaft mit Euch allen wird dieser junge Mann erbitten, so daß seine Nachkommen sich mehren und in einer heiligen Weise leben werden. (D. Tedlock, S. 22)

Jungen, manchmal auch Mädchen, wurden daraufhin für mehrere Tage in die Einsamkeit der Berge entlassen, wo sie ohne Nahrung, oft in extremer Kälte, überleben mußten. Nach einiger Zeit erlebten sie dann Schwächezustände. Durch Hunger, Durst, Schlafentzug und Isolation verfielen sie in Halluzinationen. Einige von ihnen machten Todesnähe-Erfahrungen. Es handelt(e) sich hierbei also um spektakuläre Prüfungen, um Bewährungsproben, um Sinnsuche und das Finden von Lebensleitlinien, wie sie auch von den Einweihungsfesten anderer Kulturen bekannt sind. Manchem Jugendlichen erschien in dieser Situation des Initiationstodes das Bild – die geistige Wesenheit – eines bestimmten Tieres oder eines Gegenstandes. Gelegentlich erhielt er zusätzlich noch einen bestimmten Spruch, ein Lied. „Gott gibt allen von uns ein Lied. So wissen wir, wer wir sind. Unser Lied sagt uns, wer wir sind." (Charlie Knight, Ute) Dieser Text wurde dann zu seinem Lebens- und Sterbelied; das in der Vision erschaute Tier wurde zu seinem Schutzgeist, seiner besonderen Kraftquelle.

Indianer identifizierten sich sehr stark mit der in einer Vision erschauten Wesenheit. Oft trugen sie lebenslang Gegenstände bei sich, die diese Wesenheiten (wie Talismane) repräsentierten. Wir nennen diese Objekte abwertend „Fetische". In Wirklichkeit entsprechen sie den uns vertrauten Darstellungen eines Heiligen oder eines Schutzengels, denn wie diese repräsentieren sie das göttliche Prinzip.

Der Jugendliche, der nach einer solchen Erfahrung in sein Dorf zurückkehrte, hatte Identität und Richtung für sein Leben gefunden; er war ein Erwachsener mit allen Rechten und Pflichten geworden; er war den Weg des „Stirb und Werde", des Todes und der spirituellen Neugeburt gegangen. In vielen religiösen Traditionen ist dieses Neugeburts-Erlebnis mit der Initiation in die Erwachsenenwelt verbunden.

Einige indianische Völker schenken der Initiation von Mädchen mehr Aufmerksamkeit als derjenigen von Jungen. Es sind insbesondere die Navajo-Indianer und die Apachen, die die geschlechtliche Reifung junger Mädchen durch ausgedehnte Rituale feiern.

> *Während dieser Zeit reinigt die Natur die Frau und befreit sie von aller Ansteckung, von Giften, von negativer Energie. Zugleich jedoch erfüllen die kosmischen Kräfte des Universums sie mit Kraft ... Sie muß ihre eigene Mitte finden, um ihre Stärke zu pflegen ... Die traditionelle indianische Frau betrachtet diese Zeit als eine mystische Erfahrung der Erleuchtung ... Die Menstruation ist ein natürlicher Zyklus, und natürliche Zyklen fordern, daß man sie feierlich begeht – geistig, körperlich und spirituell. Menschen müssen es lernen, im Gleichgewicht mit den Kräften, Zyklen und*

Rhythmen der Natur zu leben. Rituale dienen dazu, uns mit der Erde zu verbinden; sie halten uns in Berührung mit den natürlichen Rhythmen. Wenn wir diese Verbindung verlieren, werden wir krank, sind wir ohne Gleichgewicht. (Die indianische Medizinfrau Tela Starhawk in: Medicine Grizzlybear Lake, S. 93, 94, 96)

Ich habe dieses Ritual, das die Apachen „Sunrise Ceremony" (und die Navajo „Kinaalda") nennen, mehrere Male erlebt und war jedes Mal stark berührt von der Ernsthaftigkeit des Geschehens, das nichts von Folklore oder für die Touristen inszeniertem Spektakel an sich hatte, sondern bei dem die religiöse Kraft unmittelbar spürbar wurde. Bei den Apachen tanzt das betreffende Mädchen zwei bis vier Tage (und zum Teil Nächte) lang. Es wird begleitet vom Gesang mehrerer Männer. Die Lieder des Chores sind Gebete für das Wohlergehen des Mädchens: daß es ein langes Leben und viele Kinder haben möge und daß es einmal in Frieden einschlafen möge. Während der Tänze erscheinen die Geistwesen der Apachen, die sogenannten „Mountain Spirits" oder „Gaans" in Zeremonialkostüm und Maske. Sie nehmen am Tanz teil, segnen das Mädchen und die übrigen Anwesenden und übernehmen zunehmend die Leitung des Rituals.

Das Mädchen wird während dieser Zeit sowohl von seinen Eltern als auch von seiner Patin über Sexualität und über die neuen Aufgaben und Pflichten aufgeklärt, denen es sich jetzt stellen muß. Mit der Reifung vom Mädchen zur Frau ist es nunmehr selbst eine Hoffnungsträgerin für das Fortleben des eigenen Volkes; jetzt erwartet man von ihm, daß es vielen Kindern das Leben schenkt und eine gute Mutter und Hausfrau wird. Die (nach traditioneller Auffassung) für diese Aufgabe wichtigen Tugenden und

Grundhaltungen – wie etwa Ausdauer, Bescheidenheit, Großzügigkeit, Liebenswürdigkeit, Fleiß, Sauberkeit, Sorgfalt u. a. – sind Inhalt der Belehrungen durch Eltern und Patin. Ein weiterer Zweck des Initiationsrituals ist eine lebenslange Gesundheit des jungen Mädchens. Diesem Ziel dienen u. a. die Anstrengung des mehrtägigen Tanzens sowie das Massieren des Mädchens durch die Patin. All dieses in der Hitze eines Wüstensommers – die Zeremonien werden in der Regel im Sommer abgehalten – erfordert von dem Mädchen eine große Leistungsfähigkeit, hohe Belastbarkeit sowie viel Geduld und Stärke. Wahrscheinlich rührt es daher, daß bei einigen Indianern dieses Ritual auch „The Roasting of Girls" – „Das Rösten der Mädchen" genannt wird.

Da dieses Ritual eine Vielzahl von Gaben und Kräften sowie ein umfassendes Wissen vermittelt, galten in der Vergangenheit verständlicherweise Mädchen, die sich ihm nicht unterzogen hatten, als nicht gut vorbereitet für ein Leben als erwachsene Frau. So hieß es, daß ein nicht-initiiertes Mädchen auch nicht die Bedeutung von Fruchtbarkeit und Kinderreichtum und somit auch sich selbst nicht richtig kenne. Es galt als ungebildet, als nicht ausgewachsen. Man war umgekehrt der Ansicht, daß junge Mädchen, die durch dieses Ritual gegangen waren, eine größere Chance hatten, sehr alt zu werden. – Heute durchlaufen weniger als die Hälfte der heranwachsenden Mädchen dieses Ritual. Manche christlichen Kirchen verbieten ihren Mitgliedern die Teilnahme. Auch sind die Kosten für die Bewirtung der zahlreichen Gäste (Verwandte, Clan-Mitglieder, Dorfangehörige) für die Familie enorm.

„Changing Woman" ist im traditionellen Glauben der Apachen die höchste weibliche Gottheit. Sie war die erste Frau auf Erden, eine wohltätige Gottheit, die Zwillingen das Leben schenkte. Während der Pubertätszeremonie gilt das Mädchen als eine Verkörperung von „Changing Woman". Damit besitzt es in dieser Zeit auch Heilkräfte. Aus diesem Grund werden Kinder zu ihm gebracht, die es segnet. Und es kommen Erwachsene, die von Leiden geplagt sind, um sich von dem Mädchen heilen zu lassen. Sie legt ihnen die Hände auf und vollzieht kurze Heilungsrituale. Ein Indianer berichtet:

> *Als ich ein junger Mann war, hatte ich viele Warzen an meinen Händen ... Ich war fast ganz von ihnen bedeckt. Eine alte Frau meines Stammes riet mir, ein Mädchen aufzusuchen, das die abseits unseres Dorfes gelegene (Menstruations-) Hütte bezogen hatte und dort fastete. Ich sollte mich von ihr heilen lassen. Mir waren meine Warzen sehr zuwider, und ich schämte mich auch, daß meine Hände so häßlich aussahen. Deshalb entschloß ich mich widerstrebend, dem Rat der alten Frau zu folgen ... und meine Hände in die Hütte hineinzuhalten und zu sagen, „Ich bin zu dir gekommen, damit du meine Hände heilst". – Ich näherte mich der Hütte, streckte meine Hände hinein und wiederholte die Worte, wie mir gesagt worden war. Sie benetzte ihre Finger mit ihrem Speichel und berührte alle Warzen auf meinen Händen. Als sie damit fertig war, zog ich mich zurück und kehrte heim ins Dorf. Nach fünf Tagen waren alle Warzen auf meinen Händen verschwunden. (G. Vizenor, S. 30–31)*

Als Verkörperung des Geistes von „Changing Woman" wird das junge Mädchen so auf seine Rolle als Mutter und Lebensspenderin für das Volk der Apachen vorbereitet.

Auch bei den Sioux-Indianern gab es eine Pubertätszeremonie für Mädchen, bei der folgendes Gebet gesprochen wurde:

Mutter Erde
Die Du Frucht bringst
Und die Du
Wie eine Mutter für Generationen bist
Dieses junge Mädchen
Das Du hier siehst
Wird geläutert und geheiligt werden.

Möge es sein wie Du
Und mögen seine Kinder
Und seine Kindeskinder
Den heiligen Weg in heiliger Weise gehen.

Natürlich gehören nach den Geburts- und Reifungs-Ritualen auch die Riten der Eheschließung zu den Übergangsriten (Passageriten), denn auch sie markieren den Tod oder das Ende einer Lebensform (als einzelner, unabhängiger Mensch) und den Beginn einer neuen, in der man Verantwortung für eine Familie übernimmt. Mit ihnen wollen wir uns aber an dieser Stelle nicht näher beschäftigen.

Auch Heilungsrituale sind in gewissem Sinne Rituale des Übergangs, da sie den Patienten aus dem Zustand des Krankseins in den Zustand des Gesundseins – aus dem Zustand der gestörten Balance zur wiederhergestellten Balance – begleiten wollen. Jede wirkliche Heilung bedeutet danach den Tod und die Transformation eines Aspekts der Persönlichkeit des Patienten. Oftmals bringt sie einen Wechsel der Weltansicht des Patienten, seiner Beziehung zur Natur, zum eigenen Körper, zur menschlichen Gemeinschaft mit sich. So können Tod und Wiedergeburt den Weg eines Kranken zur Heilung kennzeichnen.

Um am Leben zu bleiben, müssen wir bereit sein zu sterben ... Auch kleine Heilungen bedeuten einen Tod ... Die Person, die gesund wird, ist nicht dieselbe, die mit der Krankheit niederkam ... Krankheit ist die Botschaft des Körpers, daß es Zeit ist zuzuhören und das Leben zu ändern ... Und „Medizin" muß die Achtsamkeit gegenüber den Bedürfnissen unseres Körpers vertiefen und nicht seine Botschaften mit Medikamenten blockieren. (Lewis E. Mehl, Teil-Cherokee und Schamane; in: G. Doore, S. 136ff.)

Übergehen wir an dieser Stelle die Zeremonien der Pfeife und der Schwitzhütte und wenden uns den Riten zu, die den Übergang vom Leben in dieser Welt in ein „Leben danach" markieren, also den eigentlichen Sterbe- oder Todesritualen.

Den einmaligen Fall, daß ein Wiegenlied als Sterbelied gesungen wird, finden wir in einer Kurzgeschichte der indianischen Autorin Leslie M. Silko. In ihrer Erzählung „Lullaby" (Storyteller, S. 51) singt eine alte Navajo-Frau für ihren sterbenden Mann ein Lied, das ihre Mutter und ihre Großmutter ihr selbst, als sie ein Kind war, als Wiegenlied gesungen hatten:

Die Erde ist Deine Mutter,
Sie umfängt Dich.
Der Himmel ist Dein Vater,
Er beschützt Dich.
Schlafe,
Schlafe.

Regenbogen ist Deine Schwester,
Sie liebt Dich.
Die Winde sind Deine Brüder,

Sie singen für Dich.
Schlafe,
Schlafe.

Wir sind immer zusammen.
Wir sind immer zusammen.
Es gab niemals eine Zeit,
Als dieses
nicht so war.

Wie beim „Taufgebet" der Omaha-Indianer beeindruckt auch hier wieder die Nähe zum Konkreten, zur Natur – also die Ganzheitlichkeit. Das Leben kehrt in einer Kreisbewegung zurück an seinen Anfang; der Mensch kehrt dorthin zurück, woher er kam: zur Einheit mit Erde, Himmel, Regenbogen und Winden. Das Einschlafen wird zum Sterben – das Sterben zum Einschlafen; Wiegenlied und Sterbelied, Anfang und Ende werden eins.

Für Zuni-Pueblo- (und viele andere) Indianer gibt es vor allem eine bestimmte Art des Sterbens, die als ein „Ankommen zur rechten Zeit" verstanden wird: Das ist, wenn ein sehr alter Mensch sich schlafen legt und nicht mehr aufwacht. Solch ein Ende betrachtet man gar nicht als „Sterben" im gewöhnlichen Sinne. Man sagt vielmehr, daß dieser Mensch nicht in dieser Welt aufgewacht ist, sondern in der anderen Welt.

Ein anderes literarisches Beispiel für indianisches Sterben findet sich in einer weiteren Kurzgeschichte von Leslie M. Silko („Send Us Rain Clouds, Grandfather", in: Storyteller, S. 182 ff.). Ein alter Pueblo-Indianer ist beim Hüten seiner Schafe gestorben. Sohn und Schwiegersohn, die ihn nach einigen Tagen unter einem Apfelbaum finden, vollziehen an Ort und Stelle ein kurzes Ritual: Sie binden eine kleine graue Feder in das lange weiße Haar des alten Mannes. Dann ziehen sie mit weißer Farbe einen Strich über die braune, runzlige Stirn des Toten und mit blauer Farbe einen Strich entlang der hohen Wangenknochen. Danach streuen sie kleine Mengen von Maismehl und Blütenstaub in den Wind, der mit der kleinen grauen Feder im Haar des Toten spielt. Schließlich werden ein gelber Strich unter der Nase des alten Mannes und ein grüner Strich über seinem Kinn gezogen. Nachdem sie ihn so geschmückt haben, schauen sie ihn lächelnd an und sprechen zu ihm: „Schicke uns Regenwolken, Großvater."

Erst nach diesem Ritual und der Bitte um fruchtbringenden Regen wickeln sie den Toten in eine Decke und bringen ihn nach Hause. Hier wird er mit einem neuen Flanellhemd und einer neuen Jeanshose ausgestattet. Später kommen die Nachbarn und Verwandten, um der Familie ihre Aufmerksamkeit zu erweisen und um Lebensmittel für die Männer zu bringen, die das Grab ausheben werden.

Die eigentliche indianische Trauerfeier in der Familie wird jedoch von der Autorin nicht beschrieben. Wir erfahren zwar, daß alte Männer mit Kerzen und Medizinbeuteln daran teilnehmen und daß Maismehl um den Toten gestreut wird. Doch im übrigen heißt es nur: „The funeral was over, ..." („Die Trauerfeier war vorüber ..."). Offensichtlich will die Autorin die Besonderheiten dieser intimen indianischen Trauerfeier nicht preisgeben.

Da es sich bei den Indianern dieser Erzählung um Angehörige des Pueblo-Volkes handelt, war der Verstorbene auch ein Mitglied der katholischen Kirche. (Die Pueblo wurden vor Jahrhunderten von den Spaniern missioniert.) Damit stellt sich für die Angehörigen die Frage nach der Durchführung christlicher Sterberituale. Obwohl Pueblo-Indianer sonst dazu neigen, sowohl ihre tradierten als auch christliche Rituale zu praktizieren, lehnen hier die Angehörigen des Toten die katholischen Sterberiten und eine Totenmesse ab.

Doch auf einen bestimmten Teil des katholischen Totenrituals möchten sie nicht verzichten: das Besprengen des Toten und des Grabes mit Weihwasser. Ein derart sinnhaftes und konkretes Ritual unter Verwendung von Wasser, das in dieser Wüstengegend Fruchtbarkeit bedeutet, fügt sich indianischer Tradition ein. So braucht der Tote keinen Durst zu leiden, und er kann für fruchtbaren Regen bei den Menschen sorgen. Einzig in der rituellen Bedeutung des Wassers treffen sich indianisches und christliches Denken. (Der Rolle des Weihwassers im katholischen Raum entspricht im Denken und in der rituellen Praxis der Pueblo-Indianer ansonsten weitgehend die Rolle des Maismehls und des Blütenstaubs.) Wo sonst keine Gemeinsamkeit religiösen Denkens zu entdecken ist, da findet sie sich doch in diesem kleinen, aber wichtigen Moment des Rituals.

Der katholische Gemeindepfarrer des Ortes ist nach anfänglichem Sträuben und Protestieren bereit, seine Rolle bei der Beerdigung des alten Indianers auf das Sprengen des Weihwassers zu beschränken. Leslie Silko gestaltet die Szene am Grab sehr eindrucksvoll: Verhüllte indianische Gestalten stehen in der kalten und fahlen Abendsonne, während der Priester den Toten zunächst mit Weihwasser besprengt, schließlich aber das ganze Gefäß in das Grab entleert.

Indianer kennen jedoch Sterberituale nicht nur für verstorbene Menschen, sondern auch für getötete Tiere. Wiederum ist es die indianische Autorin Leslie M. Silko, die eine solche Situation in beeindruckender Weise beschreibt (in ihrem Roman „Ceremony", S. 52–54). Zugleich wird der Zusammenprall der weißen und der indianischen Kultur sichtbar, insofern Rocky, einer der beteiligten Indianer, sich von dem rituellen Tun der anderen peinlich berührt fühlt und es verwirft. Sein Lebensziel ist nicht Bewahrung indianischer Traditionen, sondern Erfolg in der Welt der Weißen.

Tayo, ein Pueblo-Indianer, hat mit Hilfe seines Vetters Rocky einen Hirsch erlegt. Als Rocky sich daran macht, das Tier aufzuschneiden, zieht Tayo seine Jacke aus und bedeckt damit den Kopf des Hirsches. Tayo weiß, daß die Tradition seines Volkes besagt: Bevor man ein erlegtes Tier ausnimmt, soll man aus Achtung vor dem Tier dessen Kopf verhüllen.

Später kommen Josiah und Robert, um ihnen zu helfen. Sie lüften die Jacke vom Kopf des Tieres, knien neben ihm nieder und streuen Maismehl auf seine Nase, um den Geist des Tieres zu nähren und zu versöhnen. Nur so läßt sich der brutale Vorgang der Tötung sühnen. Zugleich zeigen sie so ihre Liebe, ihre Achtung und ihre Wertschätzung gegenüber dem Tier.

Als dann das tote Tier nach Hause gebracht ist, wird es auf eine Navajo-Decke gelegt; die Großmutter legt ihm eine Kette aus Türkissteinen um den Hals und steckt Silber- und Türkisringe auf die Spitzen des Geweihs. Eine kleine Schale mit Maismehl wird vorbereitet und neben den Kopf des Tieres gestellt, so daß jeder, der dorthin geht, etwas Mehl auf die Nase des Tieres streuen kann.

Hintergrund dieser Rituale, die Rocky für überholt und unsinnig hält, ist die Überzeugung traditionell denkender Indianer, daß das tote Tier – wie die ganze Schöpfung – eine spirituelle Wesenheit besitzt und deshalb dem Menschen im wesentlichen gleichgestellt ist. Damit verdient es auch die Achtung und Zuneigung der Menschen. Da die Seele des getöteten Tieres ebenso unsterblich ist wie die des Menschen, nimmt auch ein Tier das Verhalten des Menschen gegenüber seinem toten Körper wahr und erwartet Achtung und Ehrfurcht; denn es hat sich den Menschen zur Verfügung gestellt, um ihnen als Nahrung zu dienen.

Entsprechend achtsam muß der Mensch sich ihm gegenüber verhalten.

Indianer bezeichnen diese Einstellung häufig mit dem englischen Wort „respect". Die Bedeutung dieses Wortes wird nur zum Teil durch das deutsche Wort „Respekt" abgedeckt, denn es hat keinen inhaltlichen Bezug zu einer Rangordnung, wie er im deutschen Wort anklingt. Der englische Begriff ‚respect' – von Indianern häufig im Sinne einer Art Kardinaltugend ihrer Kultur gebraucht – ist eher mit „Achtung", „Achtsamkeit" oder „Ehrfurcht" zu übersetzen.

Wenn uns auch diese Haltung der „Achtung" gegenüber Dingen oder Tieren eher ungewöhnlich erscheint, so werden wir die indianische Einstellung doch besser verstehen, wenn wir uns erinnern, daß für sie sogenannte „tote Materie" nicht existiert, da alles geisterfüllt und geistgeprägt ist, auch das getötete Tier. – Von dieser Haltung zeugt auch der indianische Text „Ich habe das Reh getötet" in Kapitel 8. – (Es muß aber an dieser Stelle hinzugefügt werden, daß Indianer keineswegs immer „human" mit Tieren umgehen. Ihre Einstellung ihnen gegenüber ist wohl nicht so sehr human oder ästhetisch als vielmehr existentiell und spirituell begründet.)

Hier nun noch zwei Beispiele für Sterbe- und Totenrituale bei den Hopi-Indianern:

Wenn ein Hopi stirbt, wird sein Leichnam sofort für die Beerdigung vorbereitet. Dazu gehören Waschen und Kleiden des Körpers. Das Gesicht wird mit einer Baumwollmaske bedeckt. Diese und die frisch gewaschenen Haare werden mit Gebetsfedern geschmückt. Die Baumwollmaske symbolisiert den Übergang des Toten in die Existenzweise einer Wolke, die dann den Lebenden den stets ersehnten Regen bringen kann.

Vor der Beerdigung werden Gebete zu dem Toten gesprochen. Folgendes Totengebet ist von der Dritten Mesa auf der Hopi-Reservation überliefert (Simmons: Sun Chief, S. 313):

Nun, lieber Onkel, ist es Zeit für Dich zu gehen ...
Ich habe Dich gekleidet für Deine Reise zum Haus der Toten.
Verlier keine Zeit, dorthin zu gelangen.
Unsere Lieben (Verstorbenen) werden Dich dort herzlich willkommen heißen und Dir Deinen Platz zeigen.
Sei gut zu ihnen, wie Du zu uns gut gewesen bist.
Vergiß uns nicht und schicke uns Regen
... denn wir brauchen immer noch Deine Hilfe.
Sei gut und weise in Deinem zukünftigen Leben.

Am vierten Tag nach der Beerdigung verläßt der Geist des Toten, sein Atemkörper, das Grab. Dabei bedient er sich einer Leiter oder eines Stabes, der zu diesem Zweck auf das Grab gesteckt worden ist. So begibt er sich aus dem Grab nach oben zu den Wolken-Wesenheiten.

Der Tod ist für Hopi offensichtlich ein Übergang zu einem besseren Leben, das jedoch mit denen, die auf der Erde leben, durch gegenseitige Fürsorge eng verbunden bleibt. Denn die Welten der Lebenden und der Toten stehen zueinander in einem spiegelbildlichen Gegensatz. Sie schließen einander nicht aus, sondern ergänzen einander.

Der folgende Text ist ein Zeugnis des Glaubens der Hopi sowohl an die Unsterblichkeit des Menschen als auch an die einander unterstützenden Beziehungen zwischen Lebenden und Toten:

Am vierten Juli 1928 starb Supela, der letzte der Sonnenpriester ... Die Menschen litten unter einer langen Dürre. Da der alte Supela bald durch das Sipapu in die Unterwelt eingehen würde, wo die Geistwesen leben, die den Regen und das Wachstum kontrollieren, versprach er [noch vor seinem Tod], daß er den göttlichen Wesen dort die Situation [der Menschen] ohne Zögern erklären und um Hilfe für sein Volk bitten werde. Und er fügte hinzu: Sie könnten damit rechnen, daß sofort nach seiner Ankunft dort unten die Ergebnisse sichtbar sein würden.

Da er ein religiöses und gottgefälliges Leben geführt hatte, glaubten sowohl Supela selbst als auch seine Bekannten, daß er die Reise in vier Tagen machen werde. Das ist eine Rekordzeit für diesen Weg und gelingt nur, wenn man unterwegs keine Hindernisse in Form von Buße und Bestrafung zu überwinden hat. Supela versprach es so, und die Menschen warteten darauf, daß es sich so erfülle.

Vier Tage nach Supelas Tod wurde die lange Dürre durch einen Wolkenbruch mit Donner und Blitz gebrochen.

Waren die Hopi überrascht? Ganz im Gegenteil! Sie glühten vor Genugtuung und gratulierten einander zu dieser so dramatisch demonstrierten Gewissheit, daß Supela es in vier Tagen „geschafft" hatte. Das war die großartigste Lobrede auf einen Toten, die man sich denken kann. (H.G. Lockett, S. 41–42)

In allen hier erwähnten Ritualen stoßen zwei Lebensphasen aneinander: Der Durchgang durch den Tod der bisherigen Existenz führt zur Neugeburt der kommenden Existenz. Wo dieses bedacht und auch rituell begleitet wird, da ist der eigentliche Tod (am Ende des Lebens) mit seinen Ritualen nicht mehr so einmalig, so beängstigend und so absonderlich wie für uns, die wir nurmehr Reste dieser Übergangsrituale besitzen. Der Tod ist dann – ähnlich wie die Geburt und das Erwachsenwerden – ein weiterer Übergang vom Ende einer abgelaufenen Existenzform zum Beginn einer neuen. Darüber hinaus bedeutet er eine Rückkehr zur Natur, zur Geborgenheit in Mutter Erde. Vielleicht ist das der Grund, warum Naturvölker, vor allem auch diejenigen, die noch einen intakten Ritualzyklus besitzen, dem Tod (allerdings nicht unbedingt dem Körper oder dem „Geist" des Toten) häufig gelassener begegnen als wir, wie es aus folgendem Gedicht einer Indianerin spürbar wird:

Lied der Erde

Ich bin von der Erde.
Sie ist meine Mutter.
Sie gebar mich mit Stolz.
Sie zog mich auf mit Liebe.
Sie wiegte mich am Abend.
Sie schob den Wind herbei
und ließ ihn singen.
Sie errichtete mir ein Haus
aus harmonischen Farben.
Sie nährte mich
mit den Früchten ihrer Felder.
Sie belohnte mich
mit der Erinnerung an ihr Lächeln.
Sie bestrafte mich
mit dem Dahinschwinden der Zeit.
Und am Ende,
wenn ich mich danach sehne fortzugehen,
wird sie mich umarmen für alle Ewigkeit
(Anna L. Walters, Pawnee-Otoe)

Menschen haben offenbar zu allen Zeiten empfunden, daß in solchen Übergängen ein Grundmuster des Lebens durchscheint, die immanent-transzendente Basis sichtbar wird, der Blick aus dem Alltäglichen auf das Essentielle unserer Existenz gelingt. Heiliges, Transzendentes, Sinnstiftendes bricht in unsere Existenz ein. Geburt und Tod sind für Menschen stets Anlässe zu intensiver Sinnsuche gewesen – auch und gerade für Navajo-Indianer. Weil im Übergang von einer Lebensphase zu einer anderen das Ewige im Zeitlichen sichtbar wird, haben Menschen verschiedenster Kulturen diese Übergänge immer religiös-rituell gestaltet. Im Ritual halten die Menschen inne, besinnen sich, empfinden den Hauch des Heiligen in ihrem Leben, ordnen ihr Leben neu, feiern den Blick auf den „Himmel". Damit ist der Sinn von Ritualen im menschlichen Leben angesprochen. Sie rücken die wichtigen Dinge in den Brennpunkt, destillieren die entscheidenden Ereignisse heraus.

Zusammenfassend kann man sagen: Gerade in Naturreligionen begleiten Rituale die Menschen in allen wichtigen und kritischen Phasen ihres Lebens. Rituale sollen offensichtlich solche Krisen „abfedern", sie mildern, sie für den betreffenden Menschen aus dem Zusammenhang der gesamten Glaubensmythologie der Gemeinschaft heraus interpretieren. Denn Rituale bringen die heilige Urzeit mit ihrer besonderen Gnade zurück. Dadurch verleihen sie den Krisen einen Sinn und geben ihnen einen anerkannten Platz im menschlichen Bewußtsein. Darüber hinaus sollen Rituale Lebenskrisen durch die Aktivierung der seelischen und körperlichen Selbstheilungskräfte im Menschen bewältigen und überwinden helfen und so zur Heilung von Körper, Seele und Geist beitragen.

Weil an den Ritualen stets viele Menschen teilnehmen, bewirken diese auch eine Aktivierung der menschlichen

Gemeinschaft und könnnen so den Weg durch eine kritische Lebensphase hindurch erleichtern. Zeremonien haben also wohl alle eine entlastende Funktion und je nach Kontext sowohl eine biologische als auch eine psychologische, eine soziale und eine kosmisch-religiöse Dimension. Damit sind sie ein zentrales Stück menschlicher Lebenskunst, Lebensheilung und Lebensbewältigung. Sie sind Ausdruck des zusammenfassenden (synthetischen) Wissens einer Gemeinschaft vom Universum. Aus diesem Grunde sind sie allerdings auch stets in Gefahr zu erstarren, zwanghaft zu werden. Dies geschieht immer dann, wenn der korrekte Vollzug eines Rituals höher gewichtet wird als sein Inhalt; wenn der Wandel der Zeit ignoriert wird und die Riten zu Herrschaftsinstrumenten der sie verwaltenden Institutionen über die einzelnen Menschen werden.

Könnte man solche rituellen Hilfen zur Lebensbewältigung nicht auch als reine Information, also belehrend, diskursiv, kognitiv vermitteln (wie es bei uns z. B. Psychotherapeuten und protestantische Kirchen versuchen) – und dafür auf die aufwendigen, anstrengenden und symbolträchtigen Rituale verzichten? Es gibt eine Auffassung, die der Waldorf-Pädagogik nahesteht und die besagt, daß eine Information bedeutungslos ist, wenn sie nicht Teil einer Zeremonie oder zumindest einer Geschichte ist. Demnach braucht der Mensch neben der Information, die den Intellekt bildet, auch das Ritual, das den inneren Menschen, seine Seele, gestaltet und nährt. Er braucht Bilder, Gestalten, Zeichen, Symbole, um nicht in der Dürre intellektueller Information zu verhungern, sondern um sich zu einer runden, ganzheitlichen, kreativen, alle Kräfte der Seele und des Leibes nutzenden Persönlichkeit zu entwickeln. – Die ursprüngliche Fülle von Ritualen bei Indianern scheint zu bestätigen, daß sie diesem Verständnis von menschlicher Entwicklung und menschlicher Existenz nahestehen.

Die folgenden Worte, die einem Weisen des Fernen Ostens zugeschrieben werden, könnten auch von einem Indianer stammen. Sie bestätigen nämlich die Auffassung, daß die gesamte Ordnung der Welt durch Rituale garantiert wird:

> *Wegen der Riten geschieht es, daß Himmel und Erde in Harmonie sind, daß die Jahreszeiten einander ablösen, die Flüsse fließen und alles gedeiht. Wer sich an die Riten hält, ist nie verwirrt; wer von ihnen abweicht, ist verloren.*

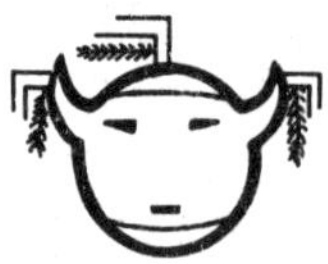

Anhang

Indianische Heilungstexte (Medicine Songs)

In diesem Abschnitt finden sich deutsche Übersetzungen traditioneller indianischer Heilungstexte. Zumeist handelt es sich um Gesänge und Gebete, die vom Medizinmann während einer Heilungszeremonie gesprochen oder gesungen werden. Häufige Wiederholungen sind bei solchen „liturgischen Texten" zwingend. Die sich daraus ergebende „Monotonie" läßt die sprachlichen Bilder tief ins Unterbewußtsein der Zuhörer sinken. Der Medizinmann richtet seine Gebete/Lieder vor allem an seine Helfer unter den Geistwesen (seine „dream-helpers" oder „guardian-spirits"), deren Unterstützung er für die Heilung benötigt. Es ist deshalb nicht überraschend, daß Formeln und Wendungen der Gesänge nicht nur genau festgelegt, sondern oftmals auch sehr symbolhaft sind.

Ein Medizinlied gilt als das unmittelbarste Kommunikationsmittel zu den übernatürlichen Wesenheiten, den Quellen aller Heilkraft. Gesänge stehen deshalb im Zentrum indianischer Zeremonien. Ohne Lied und Gesang kann keine Heilung geschehen. Das bedeutet, daß jeder Heiler eine größere Anzahl von Heilungsgesängen auswendig kennt, die eine starke magische Kraft haben. – Die Kenntnis von Liedern bedeutet aber auch im Alltagsleben eines Navajo Inspiration, Hoffnung, Schutz und Reichtum. Dementsprechend gilt derjenige Mensch als arm, der keine Lieder kennt. Ein erwachsener Navajo sagte einmal zu einem weißen Ethnologen: „Ich bin mein ganzes Leben arm gewesen, denn ich kenne nur ein Lied."

Für die Wirksamkeit von Heilungsgesängen kommt es – nach Auffassung der Navajo – auf die genaue Kenntnis des vorgegebenen Textes an. Ungenaues Rezitieren oder eigenmächtige Änderungen des Textes können seine rituelle Wirksamkeit zerstören. Doch ein Heilungslied, das zum richtigen Zeitpunkt und in der richtigen Absicht richtig gesprochen wird, hat Kraft, kann Frustration in Stärke verwandeln, ist eine geradezu zwingende rituelle Technik.

Die Zahl der Gesänge, die ein Medizinmann auswendig kennen muß, übersteigt unsere Vorstellungskraft; sind wir doch nicht mehr vertraut mit Auswendiglernen und Rezitieren. Es gibt Aussagen, daß für eine einzige mehrtägige Heilungszeremonie vier- bis fünfhundert verschiedene Gesänge benötigt werden, die der jeweilige Medizinmann mithin auswendig kennen muß. Ethnologen haben festgestellt, daß manchmal während einer einzigen Nacht zweihundert bis dreihundert Heilungsgesänge rezitiert werden. Kein Wunder also, daß ein einzelner Medizinmann nur *ein* Ritual (oder einige wenige) beherrscht und durchführen kann.

Der erste Text stammt aus der Heilungszeremonie „Night Chant" der Navajo-Indianer. In diesem Lied wird die ganze Welt angesprochen und als Zeuge und Helfer der anstehenden Heilung beschworen. Das „Haus", von dem in den ersten Zeilen die Rede ist, ist die Welt selbst. Der Sänger offenbart, daß er eine umfassende Teilnahme an der ganzen Welt hat. Diese Welt ist zugleich eine geheiligte Wirklichkeit. Das bedeutet, daß der Sänger einen religiösen und spirituellen Bezug zu ihr hat. Indem er diese Wirklichkeit als wohlgeordnet und harmonisch anspricht, aktiviert und löst der Sänger ihre Wirksamkeiten für eine Rückkehr des Wohlgeordneten und des Harmonischen in den zu heilenden Menschen. Indem der Sänger in die Sprache dieses Liedes eintaucht, löst er die schöpferischen Kräfte dieses Gebetes zugunsten einer Heilung des Patienten.

Durch seine Sprache, seine Struktur und seinen Aufbau führt das Gebet die Ausgewogenheit und Harmonie vor, die es im Patienten zu schaffen sucht: Morgendämmerung steht in Balance zu Abendlicht, segenspendende Wolke und zeugender Regen stehen in Balance zu geheimnisvollem Nebel und fruchtbringendem Regen. Alle Dinge befinden sich im Gleichgewicht. So soll das Ziel des „Night Chant" erreicht werden, den Kranken vom Verlust geistiger und seelischer Ausgeglichenheit zu heilen, ihn wieder zu „balancieren". Der Amerikaner Evans-Wentz drückt es so aus:

> *Einem Kranken singen die Navajo ein heiliges Lied, das alle Dinge für so vollkommen erklärt, als ob sie soeben erschaffen worden wären. Dadurch wird der Patient mental in einen Zustand der Vollkommenheit versetzt, der ihm oder ihr ermöglicht, seine oder ihre ursprüngliche Ganzheit und Harmonie wiederzuerlangen.*

Haus der Welt

Tse'gíhi

Haus aus Morgendämmerung
Haus aus Abendlicht
Haus aus segenspendender Wolke
Haus aus zeugendem Regen
Haus aus geheimnisvollem Nebel
Haus aus fruchtbringendem Regen
Haus aus Blütenstaub
Haus aus Grashüpfern

Segenspendende Wolke steht
an seinem Eingang
Segenspendende Wolke steht
an seinem Ausgang
Der zuckende Blitz steht
hoch über ihm
Väterlicher Gott
ich bringe dir ein Opfer dar
ich habe ein Opfer für dich vorbereitet

Mache meine Füße gesund
Mache meine Beine gesund
Mache meinen Körper gesund
Mache meine Seele gesund
Mache meine Stimme gesund

Am heutigen Tag nimm den
Schaden von mir
Der Schaden ist von mir fortgenommen
Du hast ihn von mir genommen

Haus der Welt – auf Navajo

Tse'gíhi

Hayolkál behogán
Nahotsoí behogán
Kósdilyil behogán
Niltsabaká behogán
A' dilyil behogán
Niltsabaád behogán
Taditdin behogán
Aniltani behogán

Kósdilyil dadinlá'
Kósdilyil biké dzeétin
Atsinitlis yíke
dasizíni
Hastsébaka
Nigél islá'
Nadíhila'

Sié saádilil
Sitsát saádilil
Sitsís saáditlil
Si'ni saáditlil
Siné saáditlil

Tádisdzin naalíl
sáhadilel
Naalíl sahanéinla'
Sitsádze tahi'ndinla'

Er ist weit weg	Nizágo nastlín
In Glück und Harmonie werde ich gesund	Hozógo nadedisdál
In Glück und Harmonie wird mein Inneres ruhig	Hozógo sitáha dinokél
In Glück und Harmonie schreite ich einher	Hozógo tsidisál
Mein Inneres in Ruhe geborgen – so möge ich wandeln	Sitáha honezkázigo nasádo
Nicht länger krank – so möge ich wandeln	Dosatéhigo nasádo
Unerreichbar für Schmerz – so möge ich wandeln	Dosohodilnigo nasádo
Mit lebhaften Empfindungen so möge ich wandeln	Saná' nislíngo nasádo
So wie es vor langer Zeit war – so möge ich wandeln	Daalkída kitégo nasádo
In beglückender Harmonie mit Regenwolken im Überfluß – möge ich wandeln	Hozógo kósdilyilsenahotlédo nasádo
In beglückender Harmonie – so möge ich wandeln	Hozógo nasádo
In beglückender Harmonie mit Regenschauern im Überfluß – möge ich wandeln	Hozógo sedahwiltíndo nasádo
In beglückender Harmonie mit Pflanzen im Überfluß – möge ich wandeln	Hozógo nánise senahotlédo nasádo
In beglückender Harmonie auf einem Pfad von Blütenstaub – möge ich wandeln	Hozógo taditdín keheetíngo nasádo

In beglückender Harmonie möge ich wandeln	Hozógo nasádo
Wieder so wie es vor langer Zeit war möge ich wandeln	Tasé alkídzi ahonílgo nasádo
möge Harmonie sein vor mir	Sitsídze hozódo
möge Harmonie sein hinter mir	Sikéde hozódo
möge Harmonie sein unter mir	Siyáde hozódo
möge Harmonie sein über mir	Sikide hozódo
möge Harmonie sein um mich herum	Siná taáltso hozódo
In Harmonie ist es beendet	Hozhó nahastlín

(Nach Washington Matthews, 1902, S. 72 ff.)

Lied für einen Sterbenden

Dieses ist ein Lied der Seminole-Indianer, das einen Schwerkranken vom Tod zurückzurufen versucht. Die Seminole-Indianer hatten ursprünglich ihre Heimat in Nord-Florida und in Süd-Georgia, wurden aber in den dreißiger Jahren des neunzehnten Jahrhunderts zwangsweise zum größten Teil nach Oklahoma umgesiedelt, so daß heute ihre Nachfahren teilweise in Oklahoma, teilweise in Florida Reservationen bewohnen.

Beim Singen des folgenden Liedes atmet der Medizinmann (oder die Medizinfrau) auf eine Medizin, die aus Ginseng hergestellt ist. Er/sie wiederholt diesen Vorgang und die begleitenden Worte viermal. Danach trinkt der Kranke von der Medizin. (Brian Swann, S. 46)

Komm zurück
bevor Du zum Königsbaum kommst.

Komm zurück
bevor Du zum Pfirsichbaum kommst.

Komm zurück
bevor Du zur Einfriedung kommst.

Komm zurück
bevor Du zu dem Gebüsch kommst.

Komm zurück
bevor Du zur Gabelung des Weges kommst.

Komm zurück
bevor Du zum Gehege kommst.

Komm zurück
bevor Du zum Tor kommst.

Komm zurück
bevor Du zum Feuer kommst.

Komm zurück
bevor Du zur Mitte der Leiter kommst.

Komm zurück.

Erhebe dich und komme

Das folgende Lied stammt wiederum aus dem „Night Chant“ der Navajo-Indianer. Gewisse Ähnlichkeiten mit dem ersten Text in diesem Anhang sind also nicht überraschend. Dieser Text wurde von Washington Matthews ins Englische übertragen und 1902 (S. 143) veröffentlicht.

Nachdem der Medizinmann mit seinen Helfern das Sandgemälde fertiggestellt hat, singt er u. a. das folgende Gebet, das hier in deutscher Sprache wiedergegeben ist:

O männlicher Gott!

Mit deinen Mokassins aus dunkler Wolke,
Komm zu uns.

Mit deinen Beinkleidern aus dunkler Wolke,
Komm zu uns.

Mit deinem Hemd aus dunkler Wolke,
Komm zu uns.

Mit deinem Kopfschmuck aus dunkler Wolke,
Komm zu uns.

Mit deiner Seele eingehüllt in dunkle Wolke,
Komm zu uns.

Mit dem dunklen Donner über dir,
Erhebe dich und komme zu uns.

Mit der fernen Dunkelheit aus der dunklen Wolke
über deinem Haupt,
Erhebe dich und komme zu uns.

Mit der fernen Dunkelheit aus dem männlichen Regen über deinem Haupte,
Erhebe dich und komme zu uns.

Mit der fernen Dunkelheit aus dunklem Schleier über deinem Haupte,
Erhebe dich und komme zu uns.

Mit der fernen Dunkelheit aus weiblichem Regen über deinem Haupt,
Erhebe dich und komme zu uns.

Mit dem Zickzack-Blitz, der hoch zuckt über deinem Haupte,
Erhebe dich und komme zu uns.

Mit dem Regenbogen, der hoch über deinem Haupte hängt,
Erhebe dich und komme zu uns.

Mit der fernen Dunkelheit aus der dunklen Wolke an den Enden deiner Schwingen,
Erhebe dich und komme zu uns.

Mit der fernen Dunkelheit aus dem männlichen Regen an den Enden deiner Schwingen,
Erhebe dich und komme zu uns.

Mit der fernen Dunkelheit aus dem dunklen Schleier an den Enden deiner Schwingen,
Erhebe dich und komme zu uns.

Mit der fernen Dunkelheit aus weiblichem Regen an den Enden deiner Schwingen,
Erhebe dich und komme zu uns.

Mit dem Zickzack-Blitz, der hoch über den Enden deiner Schwingen zuckt,
Erhebe dich und komme zu uns.

Mit dem Regenbogen, der hoch an den Enden deiner Schwingen hängt,
Erhebe dich und komme zu uns.

Mit der Fast-Dunkelheit aus der dunklen Wolke,
Aus dem männlichen Regen,
Aus dem dunklen Schleier,
Und aus dem weiblichen Regen,
Komme zu uns.

Mit der Dunkelheit auf der Erde,
Komme zu uns.

Mein Inneres wird heute gesund sein

Auch der folgende Text stammt aus einer Heilungszeremonie der Navajo-Indianer, und zwar aus dem „Beauty Way". – Dieser Gesang macht deutlich, daß manche Texte verschiedener Rituale einander ähneln. (Doch das macht ihre Wirksamkeit nicht geringer und das Auswendiglernen sowie das genaue Rezitieren bekanntlich eher schwerer als leichter.) So zeigt dieser Text durchaus eine gewisse Verwandtschaft mit anderen Heilungstexten der Navajo in diesem Anhang, die aus einem anderen Ritual, nämlich dem „Night Chant", stammen. Doch diese Ähnlichkeit ist nicht überraschend, wenn wir bedenken, daß alle Zeremonialgesänge der Navajo auf ihrer in Kapitel 6 erläuterten Weltansicht basieren, und daß mythische Geschehnisse der Vergangenheit in diesen Texten wiederholt beschworen werden.

Hier der kurze Text in deutscher und englischer Fassung (Leland C. Wyman, S. 98):

Mein Inneres wird heute gesund sein,
Alles Fieber wird mich verlassen haben,
Wird weit fortgehen
Und meinen Kopf kühl lassen.

Ich werde heute hören,
Ich werde heute sehen,
Ich werde heute in der rechten Verfassung sein!

Heute will ich hinausgehen,
Heute wird alles Böse mich verlassen,
Ich werde sein, wie ich vorher war,
Ich werde einen kühlen Luftzug über meinem Körper verspüren,
Ich werde mit einem leichten Körper einhergehen.

Ich werde für immer glücklich sein,
Nichts wird mich hindern!

Ich gehe einher – und vor mir ist Harmonie;
Ich gehe einher – und hinter mir ist Harmonie;
Unter mir ist Harmonie;
Über mir ist Harmonie;
Um mich herum ist Harmonie;

Meine Worte werden Harmonie sein.

Ich werde immerwährend sein;
Alles ist in Harmonie;
Alles ist in Harmonie;
Alles ist in Harmonie;
Alles ist in Harmonie.

Inside of me today will be well,
All fever will have come out of me,
And go away from me,
And leave my head cool.

I will hear today,
I will see today,
I will be in my right mind today!

Today I will walk out,
Today everything evil will leave me,
I will be as I was before,
I will have a cool breeze over my body,
I will walk with a light body.

I will be happy forever,
Nothing will hinder me!

I walk – in front of me beautiful,
I walk – behind me beautiful,
Under me beautiful,
On top of me beautiful,
Around me beautiful,

My words will be beautiful!

I will be everlasting one,
Everything is beautiful!
Everything is beautiful!
Everything is beautiful!
Everything is beautiful!

Tränen der Sonne

Die Chumash-Indianer lebten – und leben zum Teil noch – in Südkalifornien, im Gebiet von Santa Barbara. Salzwasser vom Pazifik galt bei ihnen als eine machtvolle Medizin. Aber auch Süßwasser von einer heiligen Quelle wurde für Heilungszwecke benutzt. Ein heiliger Ort (bei der Stadt Ventura) hatte den Namen „Hirsch-Urin" und das Wasser aus dieser Quelle hieß „Tränen der Sonne". Wenn jemand krank wurde, kam es vor, daß das Familienoberhaupt des Kranken diesen heiligen Ort aufsuchte, dort Perlen opferte und mit Teilen einer Tabakpflanze die vier Himmelsrichtungen um den Quell herum markierte. Dann stellte er sich auf die nördliche Seite, schaute nach Süden, um die Sonne direkt ansprechen zu können, und sagte:

Schau mich an! Guter Gott,
hier stehe ich am Mittelpunkt der Erde –
schau mich gut an!

Was ich tun möchte ist,
Wasser fortzunehmen –
den Urin eines Hirsches –
so daß eine deiner Kreaturen
ihren Durst stillen kann.

Wir wissen,
daß es niemand anderen gibt,
der uns mit solcher Zärtlichkeit hält –
nur du.

Schau auf einen, der kalt ist,
und laß zu, daß er sich wärmt.

Der Winter kommt und Regen fällt;
der Regen hört auf

und die Erde erwärmt sich.
Was man Gras nennt, wird geboren,
und alles, was deine Kreaturen zur Nahrung brauchen –
der Bär eingeschlossen.

... es gibt keinen anderen –
nur dich,
die Sonne,
die hier den Mittelpunkt der Erde erleuchtet
... weise mich nicht zurück!

Ich bin dein Verwandter ...

Danach wandte sich der Betende in die vier Himmelsrichtungen und wiederholte die Silbe „Ha" viermal und die Silbe „U" dreimal. Danach nahm er Wasser vom Brunnen, trug es ins Dorf und gab dem Kranken zu trinken (vgl. Walker/Hudson, S. 71 f.).

Den schönen Pfad möge ich wandeln

Der folgende Gesang ist wieder aus dem „Night Chant" der Navajo-Indianer entnommen. Es ist ein Gebet, das der Medizinmann gegen Morgen dieser nächtlichen Heilungszeremonie leise für sich singt. (Überliefert wurde es von Washington Matthews, 1902, S. 111 f.)

In Schönheit möge ich wohnen.
In Schönheit möge ich einhergehen.
In Schönheit möge meine männliche Sippe wohnen.
In Schönheit möge meine weibliche Sippe wohnen.
In Schönheit möge es regnen auf meine jungen Männer.

In Schönheit möge es regnen auf meine jungen Frauen.
In Schönheit möge es regnen auf meine Häuptlinge.
In Schönheit möge es regnen auf uns.
In Schönheit möge wachsen unser Mais.

Auf den Weg des Pollens möge es regnen.

In Schönheit möge es regnen vor uns.
In Schönheit möge es regnen hinter uns.
In Schönheit möge es regnen unter uns.
In Schönheit möge es regnen über uns.
In Schönheit möge es regnen überall um uns herum.
In Schönheit möge ich einhergehen.

Möge ich Güter erwerben.
Möge ich Edelsteine erwerben.
Möge ich Pferde erwerben.
Möge ich Schafe erwerben.
Möge ich Rinder erwerben.

Möge ich als alter Mann
Den schönen Pfad
Gehen.

Ich bin eins mit der Erde

Hosteen Klah war einer der bekanntesten und bedeutendsten Medizinmänner der Navajo-Indianer. Er lebte von 1867–1937 und war in der Lage, sechs verschiedene Heilungszeremonien durchzuführen, während normalerweise ein Medizinmann nur eine oder zwei Zeremonien beherrscht. Hosteen Klah stellte auch einen Liederzyklus von mehreren hundert Gesängen zusammen, in denen der

Schöpfungsmythos der Navajo nachgestaltet ist. Aus dieser Sammlung stammt der folgende Text. In ihm identifiziert sich der Sänger – und damit auch der Patient, der die Worte nachspricht – mit der höchsten weiblichen Gottheit, „Changing Woman", die eine Verkörperung der Mutter Erde ist. Durch diese Identifizierung geschieht eine Transformation des Patienten, deren Ziel seine Heilung ist. (Hosteen Klah, 1929, Lied des Erdgeistes „Changing Woman" Nr. 12)

Es ist sehr schön
Es ist sehr schön
Es ist sehr schön
Es ist sehr schön

Ich bin eins mit dem Geist der Erde
Es ist sehr schön (4x)

Die Füße der Erde sind auch meine Füße
Es ist sehr schön (4x)

Die Beine der Erde sind auch meine Beine
Es ist sehr schön (4x)

Die Kräfte der Erde sind auch meine Kräfte
Es ist sehr schön (4x)

Die Gedanken der Erde sind auch meine Gedanken
Es ist sehr schön (4x)

Die Stimme der Erde ist auch meine Stimme
Es ist sehr schön (4x)

Die Feder der Erde ist auch meine Feder
Es ist sehr schön (4x)

Alle Dinge der Erde sind auch meine Dinge
Es ist sehr schön (4x)

Mich umgeben die Dinge der Erde
Es ist sehr schön (4x)

Ich bin das heilige Wort der Erde
Es ist sehr schön (8x)

Geronimos Schamanen-Lied

Geronimo (ca. 1829–1909), ein berühmter Führer der Chiricahua-Apachen, sang in den letzten Jahren seines Lebens dieses Lied für die Ethnologin Natalie Curtis. Geronimo war nicht nur ein bekannter und gefürchteter Kriegsführer, sondern auch ein Schamane. Er bemerkte zu diesem Lied gegenüber Natalie Curtis: „Das Lied, das ich singen werde, ist ein altes Lied, so alt, daß niemand weiß, wer es geschaffen hat. Es ist durch Generationen überliefert worden und wurde mir beigebracht, als ich noch ein Junge war. Jetzt ist es mein eigenes Lied. Es gehört mir. Es ist ein heiliges Lied, und seine Macht ist groß. Es berichtet, wie ich – während ich singe – mich durch die Luft bewege zu einem heiligen Ort, wo Yuson, das Höchste Wesen, mir Kraft geben wird, wunderbare Dinge zu tun. Ich bin umgeben von kleinen Wolken, und indem ich durch die Luft schwebe, verwandle ich mich und werde zu einem reinen Geist." (Natalie Curtis, S. 324)

O ha le
O ha le
Durch die Luft
Fliege ich zu einer Wolke
Zum Himmel hinauf, weit, weit, weit

O ha le
O ha le
Um dort den heiligen Ort zu finden
Ah, jetzt kommt die Verwandlung über mich
O ha le
O ha le

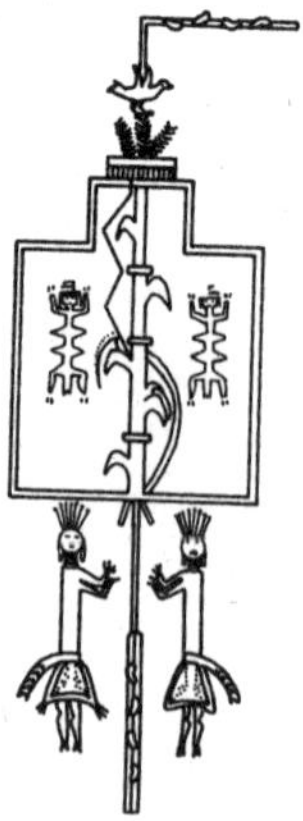

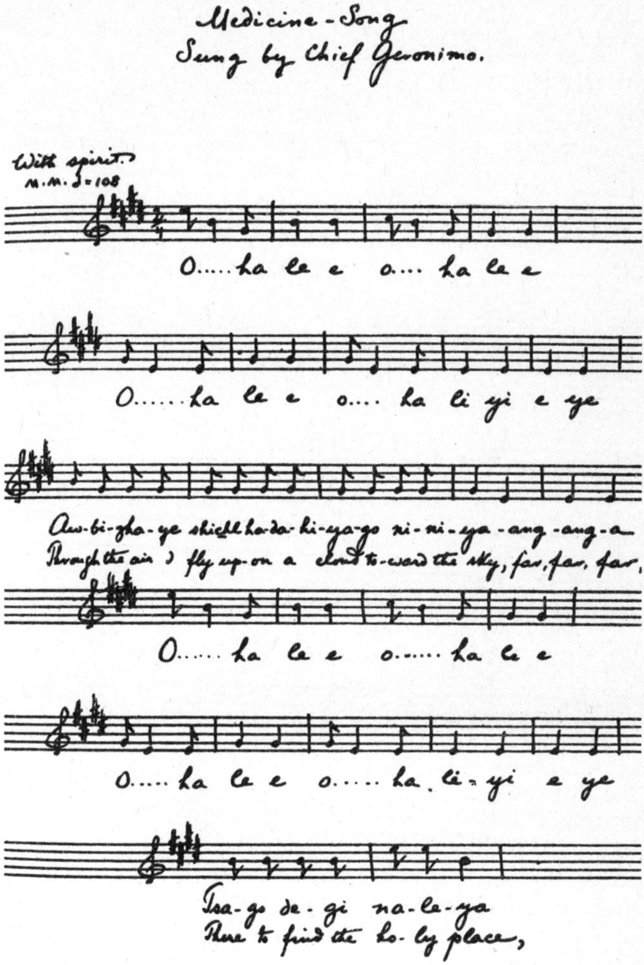
Medicine-Song
Sung by Chief Geronimo.
With spirit.
M.M. ♩=108
O..... ha le e o.... ha le e
O...... ha le e o.... ha li yi e ye
Aw-bi-gha-ye shichl ha-da-hi-ya-go ni-ni-ya-ang-ang-a
Through the air I fly up-on a cloud to-ward the sky, far, far, far,
O...... ha le e o...... ha le e
O..... ha le e o..... ha li-yi e ye
Tsa-go de-gi na-le-ya
There to find the ho-ly place,

He ya he ya

Auch die beiden folgenden Medizinlieder wurden von Natalie Curtis aufgezeichnet und in ihrem o.g. Buch (ohne Seitenangabe) überliefert.

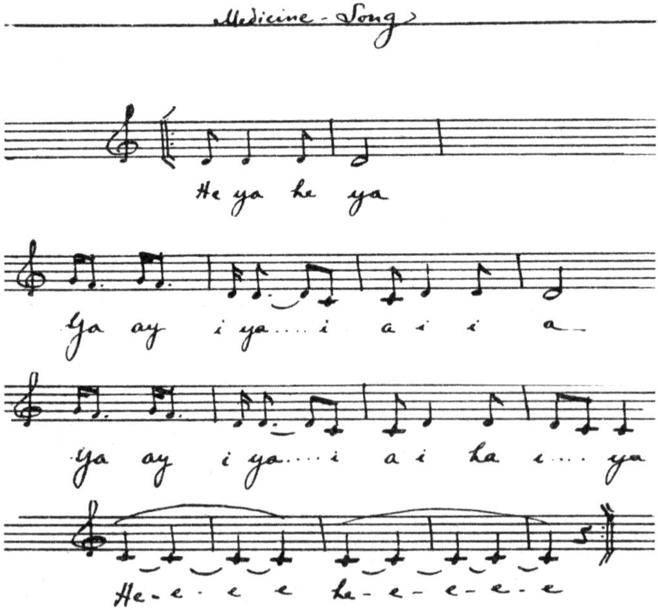

Samadia Suan
Medicine Song
II

Sung by Somurturgigu-a

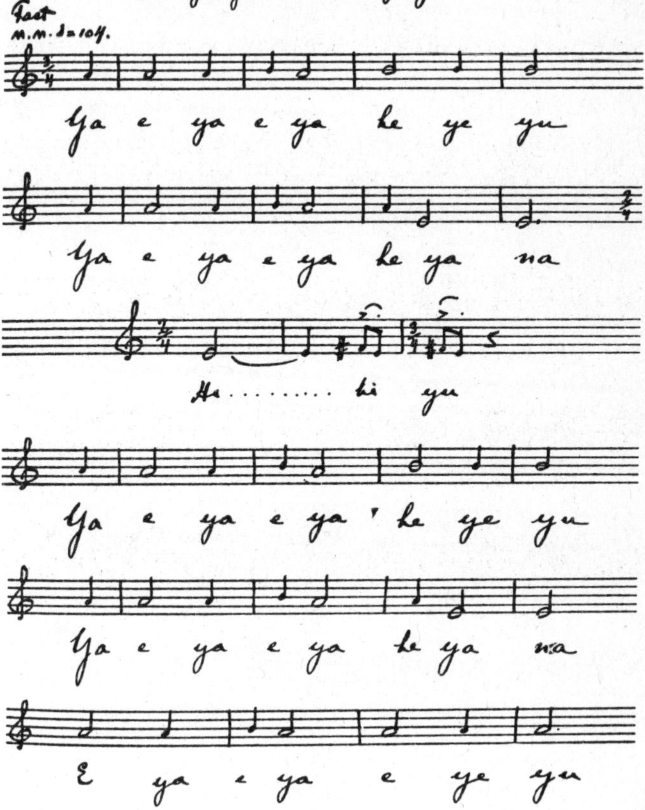
Fast
M.M. 𝅘𝅥 = 104.
Ya e ya e ya he ye yu
Ya e ya e ya he ya na
He........ hi yu
Ya e ya e ya' he ye yu
Ya e ya e ya he ya na
E ya e ya e ye yu

Im Haus des langen Lebens

Als Abschluß dieser indianischen Heilungsgesänge, dieser Lieder und Gebete von Medizinleuten bei Heilungsritualen, sollen hier zwei kurze Texte stehen, die wiederum von Navajo-Indianern stammen. Auch diese Texte wurden von Washington Matthews aus dem Navajo ins Englische übertragen. Der erste Text wurde im Jahre 1907 in „Navajo Myths, Prayers and Songs" (S. 27 f.) veröffentlicht; der zweite Text im Jahre 1888 in „Prayer of a Navajo Shaman" (S. 170).

Im Haus des langen Lebens,
Dort wandere ich einher.

Im Haus des Glücks,
Dort wandere ich einher.

Segen vor mir,
Mit ihm wandere ich einher.

Segen hinter mir,
Mit ihm wandere ich einher.

Segen unter mir,
Mit ihm wandere ich einher.

Segen über mir,
Mit ihm wandere ich einher.

Segen um mich herum,
Mit ihm wandere ich einher.

In hohem Alter umherreisend,
Mit ihm wandere ich einher.

Ich bin auf dem Pfad der Schönheit,
Mit ihm wandere ich einher.

Es ist vollbracht in Schönheit

In den folgenden Worten wird der Mensch am Ende seines Lebens eins mit der unteilbaren Ganzheit einer in Schönheit und Harmonie erneuerten Welt – ja, er selbst ist diese Schönheit und Harmonie:

Die Welt vor mir ist erneuert in Schönheit
Die Welt hinter mir ist erneuert in Schönheit
Die Welt unter mir ist erneuert in Schönheit
Die Welt über mir ist erneuert in Schönheit
Die Welt um mich herum ist erneuert in Schönheit

Es ist vollbracht in Schönheit
Es ist vollbracht in Schönheit
Es ist vollbracht in Schönheit
Es ist vollbracht in Schönheit

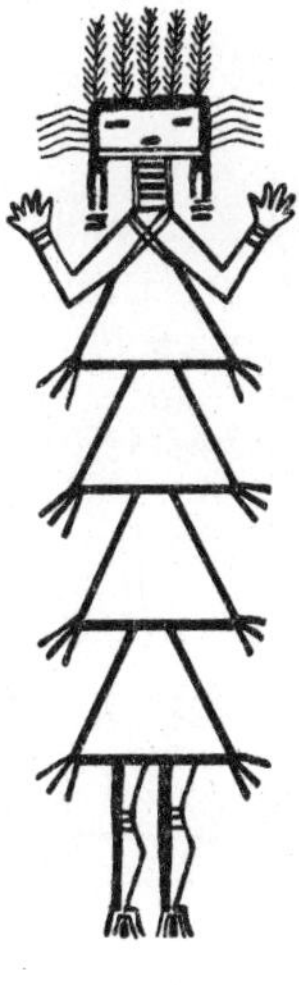

Literaturverzeichnis

Abel, Friedrich/Spring, Anselm: Vater Himmel, Mutter Erde, Freiburg/Basel/Wien (Verlag Herder) 1986.
„Arizona Daily Sun", 5. Juni 1993.
„Arizona Republic", 3. Juni 1993.

Baatsoslanii/Bahti: Navajo Sand Painting Art, Tucson/Arizona (Treasure Chest Publications) 1978.
Boyd, Doug: Rolling Thunder – The Personal Exploration into the Secret Healing Powers of an American Indian Medicine Man, New York (A Delta Book) 1974.

Clemmer, Richard O.: Roads in the Sky – The Hopi Indians in a Century of Change, Boulder/San Francisco/London (Westview Press) 1995.
Collins O'Cane, Walter: Sun in the Sky, Norman/Oklahoma (University of Oklahoma Press) 1950.
Curtis, Natalie: The Indians' Book – Authentic Native American Legends, Lore and Music, New York (Random House Company) 1907/1923/1987.

Densmore, Francis: Seminole Music, Smithsonian Institution, Bureau of American Ethnology, Bulletin 161 (1956).
Doore, Gary: Shaman's Path – Healing, Personal Growth, and Empowerment, Boston/London (Shambhala) 1988.
Duerr, Hans Peter: Traumzeit – über die Grenzen zwischen Wildnis und Zivilisation, Frankfurt/Main (Syndikat Taschenbücher) 1983.

Eliade, Mircea: Schamanismus und archaische Extasetechnik, Frankfurt/Main 1975/1989.
– Mythos und Wirklichkeit, Frankfurt/Main 1988.

Farella, John R.: The Main Stalk – A Synthesis of Navajo Philosophy, Tucson/London (The University of Arizona Press) ³1993.
Findeisen, Hans/Gehrts, Heino: Die Schamanen, Köln (Diederichs Gelbe Reihe) 1989.

Hammerschlag, Carl A.: The Dancing Healers – A Doctor's Journey of Healing with Native Americans, San Francisco (Harper) 1988.
Harner, M.: The Way of the Shaman, San Francisco (Harper and Row) 1990.
Hinton/Watahomigie (eds.): Spirit Mountain – An Anthology of Yuman Story and Song, Tucson (University of Arizona Press) 1984.
Hirschfelder, Arlene: Happily May I Walk – American Indians and Alaska Natives Today, New York (Charles Scribner's Sons) 1986.
Hopi Mental Health Conference Reports Kykotsmovi/Arizona, Hopi-Reservation, 1981/1982/1983/1984.
Hultkrantz, Ake: Schamanische Heilkunst und rituelles Drama der Indianer Nordamerikas, Köln (Diederichs Gelbe Reihe) 1994.

Kaiser, Rudolf: Gott schläft im Stein – Indianische und abendländische Weltansichten im Widerstreit von Ganzheitlichkeit und Dualismus, München (Kösel) ²1993.
– Indianischer Sonnengesang – Zur Spiritualität nordamerikanischer Indianer, Freiburg (Herder/Spektrum 4143) ²1993.
– Im Einklang mit dem Universum – Aus dem Leben der Hopi-Indianer, München (Kösel) ²1994.
– Geh mit leisen Schritten – Indianische Wegweisungen in Wort und Bild, München (Kösel) ²1994.
Kalweit, Holger: Traumzeit und innerer Raum – Die Welt der Schamanen, München (O.W. Barth-Verlag/Scherz-Verlag) 1984.
– Urheiler, Medizinleute und Schamanen – Die Wiederkehr archaischer Lebenstherapie, München (Wilhelm-Heine-Verlag) 1987.
Klah, Hosteen: Texts of the Navajo Creation Chants (gesammelt und übersetzt von H. Hoijer), Cambridge/Mass 1929.
Kunitz, Stephen J.: Disease Change and the Role of Medicine: The Navajo Experience, Berkeley/Los Angeles/London (University of California Press) 1983.
Kunitz, Stephen J./Levy, Jerrold E.: Drinking Careers – A Twenty-Five Year Study of Three Navajo Populations, New Haven and London (Yale University Press) 1994.
Kurath, Gertrude P.: Iroquois Music and Dance – Ceremonial Arts of Two Longhouses, Smithsonian Institution, Bureau of American Ethnology, Bulletin 187, 1964.

Lake, Medicine Grizzlybear: Native Healer – Initiation into an Ancient Art, Wheaton/Ill., USA/Madras, India/London, England (Theosophical Publishing House) 1991.
Lame Deer, John/Erdoes, Richard: Lame Deer, Seeker of Visions – The Life of a Sioux Medicine Man, New York (Simon and Schuster) 1972.
Levy, Jerrold E.: Hopi Shamanism: A Reappraisal, March 6, 1982, (Manuskript, mit freundlicher Genehmigung von Prof. Levy).
– Orayvi Revisited – Social Stratification in an ‚Egalitarian' Society Santa Fé/New Mexico (School of American Research Press) 1992.
Levy, Jerrold E./Neutra, Raymond/Parker, Dennis: Hand Trembling, Frenzy Witchcraft, and Moth Madness – A Study of Navajo Seizure Disorders, Tucson (University of Arizona Press) 1987.
Lewis, Thomas H.: The Medicine Man – Oglala Sioux Ceremony and Healing, Lincoln/Nebraska and London (University of Nebraska Press) 1990.
Lockett, Hatty Greene: The Unwritten Literature of the Hopi, Tucson/Arizona (University of Arizona Press) 1933/1981.
Lyon, William S.: The Visons of Wallace Black Elk, in: Shaman's Drum, Spring 1987.

Matthews, Washington: The Prayer of a Navajo Shaman, American Anthropologist, Old Series 1, 1888.
– The Night Chant – A Navajo Ceremony, Memoirs of the American Museum of Natural History, Vol. 6, 1902.
– Navajo Myths, Prayers and Songs, University of California, Publications in American Archaeology and Ethnology, Vol. 5, 1907.
McCoy, Ronald: Summoning the Gods – Sandpainting in the Native American Southwest, Flagstaff, Museum of Northern Arizona, 1988, Plateau Vol.59. No.1.

Rätsch, Christian: Indianische Heilkräuter – Tradition und Anwendung, Köln (Diederichs Gelbe Reihe Nr. 71).

Sandner, Donald: So möge mich das Böse in Scharen verlassen – Eine psychologische Studie über Navajo-Heilungsrituale, Solothurn/Düsseldorf (Walter-Verlag) 1994.

Silko, Leslie M.: Ceremony, New York (The Signet Book) 1977.
- Storyteller, New York (Seaver Books) 1981.
Simmons, Leo W. (Ed.)/Talayesva Don C.: Sun Chief - the Autobiography of a Hopi Indian, New Haven (Yale University Press) 1963.
Deutsch als: Sonnenhäuptling Sitzende Rispe, Kassel 1964, neu aufgelegt unter dem Titel „Die Sonne der Hopi", München 1985.
Simmons, Mark: Witchcraft in the Southwest - Spanish and Indian Supernaturalism on the Rio Grande, Lincoln/Nebraska and London (University of Nebraska Press) 1974.
Stammel, Heinz J.: Die Apotheke Manitous - Das medizinische Wissen der Indianer und ihre Heilpflanzen, Reinbek 1988.
Swann, Brian: Song of the Sky, Ashuelot/N.H. (4 Zoas Night House) 1985.

Tedlock, Dennis and Barbara: Teachings from the American Earth - Indian Religion and Philosophy, New York (Liveright) 1975.
Deutsch als: Über den Rand des tiefen Canyon - Lehren indianischer Schamanen, übers. v. Jochen Eggert, Köln (Eugen Diederichs Verlag) ^{4}1983.

Vizenor, Gerald: Anishinabe Adisokan - Tales of the People, Minneapolis/Minnesota 1970.

Walker, Phillip L./Hudson, Travis: Chumash Healing - Changing Health and Medical Practices in American Indian Society, Banning/California (Malki Museum Press) 1993.
Weiner, Michael A.: Indianermedizin - das uralte Heilwissen der Indianer für uns neu entdeckt, München (Wilhelm Heine Verlag) 1988.
Witherspoon, Gary: The Central Concepts in Navajo World View (I), in: Linguistics - An International Review 1974.
- Language and Art in the Navajo Universe, Ann Arbor (University of Michigan Press) 1977.
Wyman, Leland C.: Beautyway: A Navajo Ceremonial, New York (Pantheon Books) 1957.

Von **Rudolf Kaiser** liegen u. a. folgende Bücher über die Kulturen nordamerikanischer Indianer vor:

Die Stimme des Großen Geistes
Prophezeiungen und Endzeiterwartungen der Hopi-Indianer.
München, Kösel-Verlag

Gott schläft im Stein
Indianische und abendländische Weltansichten im Widerstreit von Ganzheitlichkeit und Dualismus.
München, Kösel-Verlag

Die Erde ist uns heilig
Die Reden des Chief Seattle und anderer indianischer Häuptlinge.
Freiburg, Herder/Spektrum 4079

Im Einklang mit dem Universum
Aus dem Leben der Hopi-Indianer. Ein Lesebuch.
München, Kösel-Verlag

Indianischer Sonnengesang
Texte der Weisheit und Spiritualität nordamerikanischer Indianer.
Freiburg, Herder/Spektrum 4143

Ich mischte Sand und Sterne
Indianische Liebeslyrik.
Gütersloh, GTB Siebenstern

Indianische Kinder- und Wiegenlieder
Freiburg, Herder/Spektrum 4220

Geh mit leisen Schritten
Indianische Wegweisungen in Wort und Bild.
Ein Bild-Textband
München, Kösel-Verlag